60대와 70대

마음과 몸을 가다듬는 법

60대와 70대

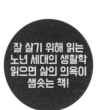

마음과 몸을 가다듬는 법

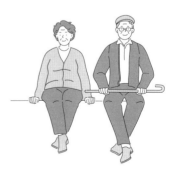

와다 히데키 지음

김소영 옮김

청홍

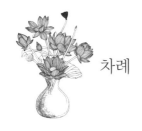
차례

글을 마치며 | 꾸밈없이 그대로 • 239

백세 인생이라고들 하지만

"안녕하세요. 건강히 잘 지내고 계신지요. 노인 정신과 의사인 와다 히데키입니다. 이 책을 선택해 주서서 감사합니다. 이 책은 반드시 여러분에게 도움이 되리라 믿고 자신 있게 집필한 작품입니다. 안심하고 읽어주세요."

여생이라고 하기에는 참 길다

정부나 언론에 따르면 이제는 '백세시대'라고들 한다.

2018년에 내놓은 통계에 따르면 2017년의 평균 수명은 남성이 81세, 여성이 87세라고 한다. 전쟁 전에는 남녀 모두 40

대였고 전쟁이 끝난 후에도 50세였던 것을 감안하면 확실히 수명이 길어졌다. 게다가 최근 들어 안티에이징 붐이 일어났던 것으로도 알 수 있듯이, 외모나 체력도 옛날과 비교하면 깜짝 놀랄 만큼 젊어졌다. 당연히 개인차가 존재하기 때문에 어디까지나 평균적인 이야기이긴 하지만, 요즘 70대 정도까지는 옛날과 비교하면 신체적으로 10살 정도 젊게 느껴진다.

'여생이라고 하기에는 참 길다' 바로 이 책의 주요 독자층인 은퇴한 사람들이 느끼는 감정 아닐까?

원래 '인생 50년'이라 불리던 옛날에는 18, 19세만 되어도 어엿한 성인으로 취급했다. 가이텐의 혁명이라고도 할 수 있는 메이지유신의 원동력이 된 사람들도 바로 사이고 다카모리, 오쿠보 도시미치, 다카스기 신사쿠, 가쓰라 고고로(기도 다카요시), 사카모토 류마 등 20대, 30대의 젊은 영웅들이었다. 그들 덕분에 일본은 서양 열강의 식민지가 될 운명에서 가까스로 벗어날 수 있었다. 시대 환경이 다르다고는 하지만, 현대의 젊은이들과는 차원이 다르다. 어찌되었든 옛 일본인은 정신적으로 조숙했으며 짧고 굵은 삶을 살았다고도 볼 수 있다.

아무튼 전쟁이 끝난 후부터 수명이 급격히 늘어난 주요 요인으로는 전사자가 사라졌다는 점, 죽음의 병이었던 결핵이

스트렙토마이신 등 항생물질의 개발로 '고칠 수 있는 병'이 됐다는 점, 위생 환경이 개선되어 애초에 결핵에 걸리는 사람이 줄어들었다는 점, 의료 기술이 진보했다는 점, 그리고 무엇보다 영양 섭취가 몰라보게 개선(이 또한 결핵을 예방한다)되었다는 점 등을 들 수 있다.

사실 전쟁 전에는 일본인의 영양 섭취량, 그중에서도 동물성 단백질의 섭취량이 현재의 영양학적 상식에서 보면 절망적으로 부족했고 평균 수명도 선진국 중에서는 가장 짧았다.

그때의 이미지에서 탈바꿈하여 이제는 장수국이라고 불린 지 오래 된 일본의 평균 수명이 100세에 근접할 날도 머지않았을 가능성이 높다.

아무튼 나 역시 수명이 늘어났다는 것 자체는 축하해야 할 일이라고 생각한다.

그러나 당연히 수치로 따진 수명의 길이가 피지컬 면에서 어느 정도 QOL(Quality Of Life: 삶의 질)을 유지할 수 있는 길이와 완전히 똑같지는 않다. 멘탈 면에서도 충족감이나 살아 있다는 감각을 유지할 수 있는 길이 또한 완전히 같지는 않다. 요컨대 건강 면에서는 이런저런 요소가 개선되어 현재의 일본에 이르렀다 해도 QOL을 어느 정도 유지할 수 있는 연령에는 한도가 있다.

평균 수명이 늘었다는 것은 현실적으로 말하면 치매(인지증)나 장기 입원 생활 등 극단적으로 QOL(삶의 질)이 저하된 상태가 길게 이어진다는 뜻이기도 하다. 다시 말해 젊어졌다는 말은 80세, 90세가 되어도 60대만큼 쌩쌩하다는 마법 같은 이야기가 아니라 의료 기술이 발전하면서 쉽게 죽기가 어려워졌다는 뜻이다.

예전에 근무했던 고령자 전문 병원인 요쿠후카이병원에서 연간 100건 가까이 되는 해부 결과를 살펴봤다. 80대가 되면 거의 모든 사람이 뇌에 알츠하이머형 변화나 뇌경색 같은 변화를 일으켰고 90세에는 60퍼센트, 95세에는 80퍼센트의 사람에게 치매 증상이 나타났다. 또한 암으로 인한 사망률은 50세를 넘으면 10년마다 거의 배로 늘어나고, 골다공증은 70대부터 여성에게 급격히 늘어났다. 이렇게 몸에 변화가 일어나는 주요 원인은 모두 나이가 들면서 생기는 노화 때문이다.

마음이 살짝 무거워졌는가? 그러나 조금만 더 참고 읽어보기 바란다.

이 책은 노년 세대에게 '용기와 위로를 주는 책'이다.

일반적으로 연령이 높은 사람을 가리켜 고령자, 후기 고령자, 늙은이, 노인, 할아버지 할머니, 할배 할매 등으로 부른다.

가족이나 친지가 부르는 건 이해가 되지만, 나는 타인을 가리켜 그런 식으로 부르는 것이 썩 마음에 들지 않는다. 저명한 저널리스트인 고 무노 다케지 씨도 《99세 하루 한 마디》에서 '고령자라는 말은 모욕이다, 청소년은 저령자인가, 노인을 모욕하는 고령자 정책을 내놓았던 역대 정부는 모두 낙제다'라며 정부를 매도했다. 겨우 말 한마디 가지고 뭘 그러냐고 생각할지도 모르겠지만, 말이 현실에 곧잘 반영될 때가 있다. 그 누구든 타인에게 '저 노친네'라는 말을 들으면 기분 좋을 리가 없다.

그래서 이 책에서는 '노년'이라는 말을 써 보기로 했다. 노년이나 고령이나 그게 그거라고 한다면 할 말은 없지만, 근래 들어 일본 사회에서 유통되는 '고령자'라는 말에는 차별적인 뉘앙스가 어렴풋이 풍긴다. 그러는 나 역시 지금껏 쓴 책에서는 '고령자'라는 말을 사용해 왔는데, 요즘에는 썩 와 닿지가 않는다.

하지만 노년이라는 한 단어로 치부하기에는 각 나이대마다 특징이 다르다. 오랜 세월 동안 노인들 의료에 종사했던 나는 그 차이가 상당히 크다는 사실을 뼈저리게 느꼈다.

사실 각 나이대에 일어나는 변화에는 기본적으로 부정적

인 측면이 따라온다. 그러나 몸과 마음에 어떤 변화가 일어나는지 그 실상을 아는 것은 후반기 인생을 알차게 보내기 위해 유익하다. 그러한 변화를 객관적으로 볼 수 있으면, 이 책의 후반에 소개할 대책을 세울 수 있기 때문이다.

이제부터 60대와 70대 그리고 80세 이후라는 각 단계에서 몸과 마음에 일어나는 변화의 특징을 요약해 보려고 한다.

60대의 특징

먼저 60대의 특징부터 살펴보자. 일반적으로 아직 60대에는 활동하고 있다는 느낌이 강하기 때문에 일을 비롯한 많은 일에 의욕이 있지만, 인생에 영향을 주는 큰 사건이 하나 일어난다. 바로 정년이다.

정부 통계에 따르면 비정규 고용을 포함해서 일본의 취업인구 중 80퍼센트 이상이 피고용자, 이른바 직장인이다. 그리고 직장인 다시 말해 일을 하는 대부분의 일본인들은 60세 혹은 65세에 정년을 맞이한다는 숙명을 갖고 있다.

많은 직장인들에게 정년이란 당사자가 느끼는 것 이상으로 몸과 마음에 큰 영향을 준다. 특히나 정신적인 면에서 타격이 매우 크다. 임상 용어로 말하면 부정 수소와 비슷한 증상인데, 풀어 말하자면 명확한 이유나 원인이 없는데 잠이 오지 않고 피로에 시달리며 안절부절못하고 사소한 일에 분노를 참지 못하는 등 서서히 자각 증상이 나타나기 시작한다. 한편으로는 무언가 하고자 하는 의욕이 감퇴하거나 우울증을 일으키는 일도 종종 있다. 미국의 노년 의학계에서는 65세 이상인 환자 중에 우울증을 앓고 있는 사람이 5%에 이른다고 보고했는데, 미국 이상으로 정년이 큰 영향력을 가지는 일본에서는 그 비율이 더 높을 것이다.

제2장에서도 설명하겠지만 이러한 정신적인 변화가 일어나는 이유는 정년의 유무와 상관없이 50대 정도부터 전두엽이 서서히 위축되어 감정의 노화가 시작되기 때문이다. 또한 일반적으로 이 시기부터 남성들은 남성 호르몬이 감소하면서 의욕이 저하되고 감정의 노화가 빨라진다.

그러나 60세 즈음에도 회사생활을 한다면 어쩔 수 없이 사회성이 요구되기 때문에 개인적인 감정은 억제할 수밖에 없다. 정년을 계기로 그러한 규범에서 해방되면 점점 노화되어 가는 감정의 부정적인 측면이 단숨에 모습을 드러낸다. 요컨대 통제 불능 상태가 되는 것이다.

일반적으로 일본의 직장인들은 회사에 의존하는 정도가 지극히 높다. 회사를 단순히 급여를 받는 곳이 아니라 유사가족이라는 공동환상(共同幻想)을 품고 있는 경우도 있다.

생각해 보면, 통근 시간이나 야근 시간을 포함하면 하루에 거의 10시간 정도는 회사와 얽혀서 생활하고 있다는 계산이 나온다. 몇 해 전까지만 해도 괜히 남아서 야근을 하거나 일이 끝나도 바로 귀가하는 것이 아니라 동료와 한잔 하러 가는 광경을 흔히 볼 수 있었다. 그렇게 진저리를 내면서도 사실 직장인들은 회사를 사랑했던 게 아닐까?

연공서열이나 종신 고용이라는 고유의 노동 습관은 좋고 나쁨을 떠나 전후의 어떤 시기까지 일본 경제의 성장 촉진에 어마어마한 위력을 발휘했다. 기업은 한 가문이나 마찬가지로 윗사람부터 아랫사람까지 똘똘 뭉쳐 목표를 향해 치고 나갔다. 현재의 노년 세대는 그러한 정신을 갖고 경제 성장, 경제 대국화를 이끌어 온 세대다. 이래저래 말도 많고 탈도 많은 세대이기는 하지만 그래도 대단하다. '수고하셨습니다'라는 말을 건네고 싶다.

그러다 거품 경제가 끝난 1990년대 고이즈미 정권 즈음부터 구조 개혁이라는 이름 아래 미국식 세계화를 아무런 비판 없이 도입하면서 연공서열이나 종신 고용이라는 제도는 점점 붕괴되었다. 회사의 주역이 사원에서 주주로 바뀌었고, 분기마다 단기 결산이 중시되면서 1천 명, 1만 명 단위의 구조 조정도 흔해졌다. 또한 중장년인 직원을 대상으로 구조 조정을 진행할 때는 후보로 오른 사원의 업무를 빼앗아 작은 방에 가두고 아무 일도 시키지 않는 이지메 비슷한 일이 대기업에서도 여기저기 보이게 되었다.

나 같은 정신과의 입장에서 보면 감정의 노화가 진행되고 있는 중장년에게 이지메 비슷한 짓을 한다는 것은 거의 범죄 행위나 마찬가지로 보인다.

하여튼 회사가 생활의 큰 부분을 차지하는 직장인들은 정년 후에 환경이 크게 바뀌면 정신에 직접적인 타격을 입는다. 특히 소속 본능이 강한 일본인들 중에는 회사라는 터전을 잃고 정체성이 흔들리는 사람들이 많다. 정신 분석에서 말하는 '대상 상실'이다. 덧붙여 회사라는 공동체 안에서 자신에게 경의나 친애의 정을 표하고 자기애를 충족시켜 주었던 동료를 잃으면서 오는 '자기애 상실'까지 겹친다.

한편 이미 설명했듯이 60대에는 '인생은 지금부터'라고 생각하는 사람이 적지 않다. 그 때문에 재취직을 생각하는 사람도 많을 것이다. 그러나 운 좋게 재취업에 성공했다 해도 그 전까지 다녔던 직장보다 대우가 더 좋을 수는 없다. 또한 자신보다 젊은 상사에게 거만한 태도로 명령을 받으면 자존심이 크게 상할 것이다. 이렇게 쌓인 불만이 감정의 노화와 어우러지면서 정신이 불안정해지기 쉽다.

더욱이 앞에서 설명했듯이 50대쯤부터 일반적으로 남성은 남성 호르몬이 감소하고 여성은 남성 호르몬이 증가한다는 희한한 역전 현상이 일어난다. 그 결과 정신적인 면에서 여성은 적극적으로 행동하고 남성은 행동 의욕이 쇠퇴하는 경향이 생긴다. 근래 들어 화제가 되기도 했는데, 남편의 정년을 계기로 아내가 황혼 이혼을 요구하는 것이 전형적인 사례라고 할 수 있을 것이다.

그런데 60대에는 큰 문제가 한 가지 더 발생한다. 부모님 수발이다. 60대의 부모라고 하면 대부분 80대나 90대일 것이다. 물론 예외는 있겠지만, 대부분의 부모가 치매나 다른 병을 앓아서 일반적으로 삶의 질을 유지하기가 곤란한 상태이다. 한편으로는 간병을 하는 쪽도 나이가 점점 들기 때문에 몸과 마음이 허해질지언정 향상하는 일은 없다. 이른바 '노노개호(노인이 노인을 수발하는 것)'다. 게다가 배우자의 양쪽 부모가 모두 살아 있고 간병이 필요한 대상이라면 최대 4명의 수발을 들어야만 한다. 이러한 상황 속에서 일반적으로 의무감이 강하고 성실한 사람일수록 간병은 큰 부담으로 작용한다. 너무 힘을 쏟게 되는 것이다. 그 결과 둘 다 쓰러진다는 최악의 사태를 부를 수도 있다.

이처럼 부모님 수발 문제는 수명이 늘어난 현대에 무척 심각한 문제로 대두되고 있다. 따라서 이 간병이라는 테마에는 제대로 된 인식과 대책이 필요하다. 그 부분에 대해서는 제5장에서 설명하기로 하겠다.

아무튼 60대라는 나이는 아직 건강하고 다양한 가능성이 있는 반면, 인생에서 크나큰 심리적 위기가 생기는 때이기도 하다.

70대의 특징과 80세 이후의 무대

70대는 체력도 외모도 개인 차이가 상당히 뚜렷하게 나타나는 연령대이다. 이러한 격차에는 물론 타고난 DNA의 영향이 가장 크겠지만, 그때까지 했던 생활 습관, 다시 말해 하루하루의 식사나 운동의 질, 나아가 자신의 몸에 대한 의식이 높은지 낮은지에 따른 영향도 꽤 크다.

60대가 되면 여성은 남성 호르몬이 증가하면서 활동량이 많아지는 반면, 여성 호르몬이 감소하면서 골다공증의 위험이 높아진다. 그러다 70대가 되면 골밀도까지 낮아지기 때문에 골절 위험이 큰 골다공증에 걸리는 사람이 많아지는데, 이게 꽤나 골치 아프다. 왜냐하면 젊을 때처럼 골절을 당해도 바로 낫지 않기 때문이다. 또한 장기 입원을 하는 동안 단순한 골절뿐만 아니라 치매까지 앓기 시작하여 몸 여기저기에 부정적인 영향을 준다는 사실이 서서히 밝혀지고 있다. 그 결과 골절을 계기로 휠체어 생활을 보낼 수밖에 없게 되거나 최악의 경우에는 누워서 생활해야 하는 상태에 놓이기도 한다. 70대 중에서도 특히 여성에게는 그야말로 '골절은 만병의 근원'이 되니 주의가 필요하다.

70대 후반이 되면 드디어 노년 세대의 특징이라고 할 수 있는 치매 징후가 두드러지게 된다. 아직은 어제 뭘 먹었는지 생각이 나지 않는 경미한 기억 장애가 대부분이지만, 그래도 10% 가까운 사람에게 치매 증상이 나타나기 시작한다. 동양인은 대부분이 알츠하이머 치매라 불리는 병을 앓는데, 뇌 안에 베타 아밀로이드라는 단백질이 축적되어 기억을 담당하는 해마가 위축되면서 발병한다.

나아가 부모님이나 배우자, 은사, 친구 등 당사자에게 소중한 사람들의 죽음을 마주하는 일이 그 전과 비교해 훨씬 더 많아지는 때도 이 연령대이다. 그리고 그러한 죽음을 계기로 우울증이 생기는 일도 적지 않다. 60대에는 정년이 정신적인 면에서 큰 위기 요인인데 비해, 70대에는 '죽음'을 현실적으로 맞닥뜨리게 된다. 가까운 사람들의 죽음은 자신의 몸이 점점 허약해진다는 자각을 유발하면서 자연스레 자신의 죽음을 겹쳐 생각하게 만든다.

그래도 옛날과 달리 70대의 대부분은 아직 인지 기능이 정상이며 걷는 데 문제도 없다. 바꿔 말하면 자립한 생활을 보낼 수 있는 마지막 무대라고도 할 수 있다. 따라서 자신을 똑바로 마주보고 가족과의 관계를 포함하여 80세 이후의 무대를 어떤 식으로 설계할 것인지 생각해야 하는 때라고도 할 수 있을 것이다.

미국의 인류학자 버니스 뉴가튼(Bernice Newgarten)은 74세까지의 노년을 '영 올드', 75세 이후를 '올드 올드'라고 이름 지었는데, 일본에서도 65세~74세를 '전기 고령자', 75세 이후를 '후기 고령자'라고 공적으로 구분했다. 그러나 현재의 노년 세대를 전체적으로 보면, 내 생각에는 80세 이후를 '올드 올드'로 부르는 게 타당하게 느껴진다.

이제 80세를 넘어가게 되면 여기저기 몸이 불편하다는 걸 자각하는 일이 한층 더 많아지고, 그 전에는 일상생활에서 할 수 있었던 일을 하지 못하게 되는 변화가 뚜렷이 나타난다. 또한 치매를 비롯하여 암, 뇌경색, 심근경색, 폐렴 등의 발병률이 높아지기 때문에 타인에게 어떠한 지원을 받아야 하는 때이기도 하다.

이처럼 죽을 둥 살 둥 안티에이징에 힘을 써도 '노화'라는 자연의 섭리를 받아들여야만 하는 때가 바로 '올드 올드'라는 인생의 무대이다.

이 무대에서는 무엇보다 마음을 평온하게 유지하는 것이 아주 중요하다. 그러려면 누구에게나 평등하게 찾아오는 '노화'와 '병' 그리고 그 후에 오는 '죽음'을 받아들이는 정신이 필요하다.

'끝이 좋으면 다 좋다'라는 말이 있다. 행복의 정의는 사람에 따라 각각 다를 것이다. 그러나 백세 인생이라고들 하는 현재에 60대부터 시작하는 인생, 즉 인생의 후반전을 어떤 의식을 갖고 보낼지가 아주 중요하다고 나는 생각한다.

이제부터는 현재의 사회에서 노년 세대의 위상, 노화의 의미, 정신적 육체적 케어 그리고 알찬 인생을 보내기 위한 일상생활 속의 소소한 힌트를 설명하려고 한다.

*

무슨 일에든 예외는 있기 때문에 나이가 비슷해도 개인 차이는 당연히 있다. 그것도 상당한 차이가 있는 것처럼 보인다. 따라서 이 책에서는 어디까지나 다수를 차지하는 사람들을 대상으로 한 일반론을 이야기했다는 사실을 염두에 두고 읽기 바란다.

제1장

노년 세대여, 반역의 깃발을 흔들어라

아흔 살이 무슨 대수라고

나오키상 작가인 사토 아이코 씨의 저서 중에 2016년에 출판되어 밀리언셀러가 된 《아흔 살이 무슨 대수라고》라는 수필집이 있는데, 실로 빼어난 제목이긴 하다. 이 책에는 세상만사 부조리한 일들에 독침을 날리고 좇아가기 버거운 기술 진보에 발을 동동 구르며 해가 갈수록 점점 삐거덕대는 몸을 한탄하는 내용이 뛰어난 재치와 유머 가득한 문장으로 담겨 있다. 스스로 '난폭한 멧돼지'라며 자조하는 사토 씨이지만, 일상생활 속에서 느낀 일들을 꾸밈없이 표현하고 최근에 유행하는 '촌탁(忖度)' 등은 본체만체하는 필치에는 어떠한 상쾌함이 느껴진다. 무엇보다 세상에 떠도는 말에 휩쓸리지 않은 채 자신의 감각과 감정을 믿고 사물을 판단해서 좋다. '나는 나, 남은 남'을 있는 그대로 표현하는 작가다.

사토 씨는 2019년 10월 현재 96세다. 정말이지 감탄을 금할 수 없다. 그야말로 '슈퍼 올드 올드'라고 할 수 있겠다.

덧붙여 설명하자면 이 책은 여성지에서 연재한 글을 한데 묶어서 출간되었는데, 사토 씨는 연재를 시작하기 전 《만종(晩鐘)》이라는 소설을 썼던 2015년에 '쓰고 싶은 건 원 없이 다 썼다'라며 한 번 절필을 선언했다. 그러나 한가로이 은거 생활을 보내는 사이에 울적한 마음에서 벗어나지 못하고 노인성 우울증을 의심하게 되었다. 때마침 여성지에서 의뢰도 들어오고 해서 절필을 번복하고 연재를 시작했다. 그리고 몇 주일이 지난 어느 날 문득 봤더니 우울한 상태에서 벗어나 있더란다. 사토 씨는 책 말미에 '인간은 한가로이 지내자는 생각을 하면 안 되는 동물이라는 사실을 아흔이 넘어서야 깨달았습니다'라고 썼다. 이 책의 모티브와도 관련이 있는 아주 흥미 깊은 이야기다.

이제 본론으로 들어가겠다. 몇몇 온라인 서평 사이트에 이 책을 리뷰한 독자들이 있었다. 그중 일반 독자들의 독서 감상문을 모은 한 사이트를 별생각 없이 보고 있었는데, 한 독자의 글이 눈에 들어왔다. 곁들여 쓴 아이콘이나 닉네임, 문체나 내용으로 미루어보아 서른 살 언저리의 여성으로 추측되었다. 여기서는 A씨라고 부르겠다.

A씨의 감상문은 '노해(老害, 일본에서 쓰이는 말로 해를 끼치는 노인이라는 뜻)의 극치에 있는 인간을 봤다. 이런 노인에게 내 세금이 들어간다고 생각하니 진저리가 난다'라는 글로 시작해서 '시대에 적응하려 하지 않는다' '이 노파는 본인을 중심으로 세상이 돈다고 믿고 있다'라며 사토 씨의 인격을 비판하는 글이 이어졌고, 마지막에는 불쾌하다는 말로 마무리되어 있었다.

일본에서는 언론의 자유가 일단 보장되어 있기는 하다. 그래서 공표된 작품에 대해 그 어떤 비평을 하든 자유다. 그러니 당연하게도 공표된 비평을 비평하는 것도 자유라고 할 수 있다.

그래서 A씨에게는 미안하지만, 나도 이 A씨의 감상문을 도마 위에 올려놓고 이번 테마와 연결 지어서 느낀 점을 이야기해 보려고 한다. A씨의 글에는 이 시대의 노년 세대를 둘러싼 문제를 상징하는 키워드가 여기저기 보이기 때문이다.

먼저 사토 씨를 깎아내린 글 서두에서 '노해(老害)'라는 말이 불쑥 튀어나와 적잖이 놀랐다. 이 노해라는 말이 언제부터 유통되기 시작했는지는 정확히 알 수 없지만, 일반적으로 '노인에 대한 멸칭'으로 인식되어 있다. 요컨대 차별 용어이다. 그러나 실제로 '노해'라는 것은 없다.

그야 노년 세대 중에는 주변에 민폐를 끼치는 다시 말해 '해'를 주는 사람도 있다. 하지만 그것은 고령자이기 때문이 아니다. 해를 주는 사람은 어느 세대에든 존재한다. 그런데도 '소년해(少年害)', '청년해(青年害)', '중년해(中年害)'라는 말을 하지 않는 이유는 무엇일까?

노해라는 말은 주로 정치가나 경영자를 염두에 두고, 나이가 들면서 판단력이 흐려지는데도 권력을 놓지 않고 조직에 폐를 끼치는 사람을 가리키면서 처음 나왔던 것 같다. 그러나 그런 사람은 지극히 드물며, 애초에 정말 폐를 끼치는 사람이라면 노인이든 청년이든 상관없이 조직에서 제외될 것이다. 그 인물이 눌러앉아 있다는 말은 그 조직 입장에서 어떠한 의미가 있기 때문이지 별다른 뜻이 있는 것은 아니다.

한편 판단력이 없는 젊은 정치가나 경영자 또한 세상에 얼마든지 있다. 2000년 즈음에 일어난 IT 버블 시절에는 판단력이 없는 젊은 경영자가 차고 넘칠 만큼 많았다. 그래도 '청년해'라는 말은 나오지 않았다.

결국 '노해'라는 말은 '노인은 빨리 물러나. 안 그러면 우리가 권력을 못 쥐잖아'라는 아래 세대의 형이하적 소망에서 나온 말이 아닐까?

다음으로 A씨는 '이런 노인(사토 씨)에게 내 세금이 들어간다'라고 썼는데, 인식이 크게 부족한 듯 보인다. A씨가 세금을 얼마나 내는지는 모르겠지만, 베스트셀러를 많이 출간한 사토 씨는 아마 A씨보다 백 배 이상 세금을 더 냈을 것이다. 세금을 많이 내는 것이 사회 공헌 중 하나라면, 사토 씨는 A씨를 포함한 많은 일본 국민을 위해 공헌했다는 뜻이 된다. 따라서 A씨는 진저리를 낼 것이 아니라 사토 씨 앞에 무릎을 꿇어야 할 것이다.

A씨는 또한 사토 씨가 '시대에 적응하려 하지 않는다'라고도 썼는데, 한마디로 말하면 오지랖이다. 사토 씨가 현대 기술을 활용하지 못한다고 해서 곤란한 사람이 과연 있을까? 그리고 사토 씨가 현재의 풍조에 어울리든 말든 그것은 본인의 자유다. 당연한 말이지만, 컴퓨터나 스마트폰을 다룰 줄 모르거나 페이스북, 트위터에 글을 올릴 줄 몰라도 타인에게 비난 받아 마땅한 이유는 없는 것이다. 그리고 사토 씨는 앞에서 이야기한 바와 같이 그런 기술을 쓸 줄 모르더라도 돈을 벌 능력이 있으며 사회에 대한 영향력도 갖고 있다.

그리고 A씨는 사토 씨가 '본인을 중심으로 세상이 돈다고 믿고 있다'라고 했다. 그래서 주변에 민폐를 끼친다고 말하고 싶은 마음은 알겠지만, A씨를 포함해서 인간은 모두 자신이 세상의 중심이라고 잠재적으로 의식한다. 자신이 있기 때문에 세상이 있는 것이다.

그것이 바로 인간의 자의식이며, 인간이 인간이기 위한 실존적 진리다.

애초에 이 책을 샅샅이 읽어 보면 사토 씨가 민폐를 당한 일은 있어도 타인에게 끼쳤다는 이야기는 없다. 사토 씨는 자신의 생각을 꾸밈없이 솔직하게 서술했을 뿐이다.

참고로 해부학자이자 비평가인 요로 다케시 씨는 어느 인터뷰에서 사토 씨의 책에 대해 이렇게 평했다.

"박장대소를 하며 읽었다. 어둡게 쓰면 자칫 심각해질 이야기를 밝게 풀어내서 좋다." 또 "이성적이 아니라 감성적으로 지당하다는 마음이 절로 든다. 사토 씨는 결코 설교를 하지 않는다. 설교 없이 남을 깨우치는 데 능하다."

마지막으로 A씨는 감상문을 불쾌하다는 말로 마무리했다. 그렇다면 A씨는 왜 사토 씨의 책이 불쾌하다고 생각했을까? 하나는 사토 씨가 예정 조화를 배제하고 철두철미하게 자신의 머리로 생각해서 판단한 내용만 썼기 때문일 것이다. 어떤 현상에 대해 신문이나 텔레비전 혹은 인터넷에서 흘리는 말에 많은 사람들이 왠지 모르게 수긍하는 상식 비슷한 것, 요컨대 '세상의 분위기'를 전혀 파악하지 않는데다가 필터도 없이 자신만의 의견을 서슴지 않고 내뱉기 때문이라고 생각한다. 결국 '눈치도 없이 저렇게 하고 싶은 말을 다 해도 되는 거야?'라는 반감 때문에 불쾌감을 느꼈을 것이다.

그러나 지금까지 말했듯이 A씨가 사토 씨에게 한 비판에는 논리적인 근거가 없다. 책에 적힌 어느 부분에 어떤 문제가 있는지에 대한 지적도 전혀 없다. 쉽게 말하면 감정론이다. '노파'라는 멸칭을 썼다는 점에서도 미루어볼 수 있듯이, 아마 A씨는 사토 씨의 의견이 좋고 싫음을 떠나 사토 씨가 아흔을 넘은 노인이라는 사실 자체가 불쾌했던 것 같다. 결국 노인이 싫은 것이다.

노인은 사회의 짐일 뿐이고 자신들에게 불이익을 가져다주는 존재라고 굳게 믿고 있는 것이다. 그리고 이러한 감성이 A씨 한 사람에 그치지 않고, 정부를 포함한 일본사회 전체를 덮고 있다는 인상을 받는다.

먼저 '노해'에 대해 서술해 봤는데, A씨 같은 사람들은 나이든 권력자뿐만 아니라 모든 고령자를 '노해'라고 여기며 사회속 혐오의 대상으로 여기고 있지는 않을까?

약자에 대한 차별과 공격이 만연하는 사회

확실히 격차 사회가 나타나면서 젊은층의 빈곤율이 높아진 것은 사실이다. 그러나 그것은 노년 세대의 책임이 아니라 잘못된 정치의 결과일 뿐이다. 저출산 고령화 사회를 만든 것 역시 노년 세대의 책임이 아니다. 이렇게 되면 사회에 대한 불만의 화살을 보통은 정치가에게 돌리는 게 정상인데, 왜인지 그렇게 하지 않고 노년 세대에게 책임을 전가한다는 점에 문제의 뿌리가 단단히 박혀 있다.

현재 사회에는 세대와 세대가 분단된 '노약(老若)' 상황이 나타나고 있다. 물론 지금까지도 세대 간의 단절은 있었다. '요즘 애들은~', '노인들은 생각이 꽉 막혔어'라는 말은 각 세대 사람들이 흔하게 말하는 문구다. 그러나 지금까지는 각 시대를 배경으로 한 이데올로기나 가치관의 차이에서 세대 간 단절이 생긴 것이지, 결코 나이가 들었다는 것 자체를 증오의 대상으로 삼았던 적은 없었다.

아이러니하게도 이러한 사회는 다름 아닌 부와 권력을 쥔 한 줌의 '노년 세대'들이 주도하고 있다. 그들은 같은 세대 대중들의 마음에 전혀 공감하지 않으며 대부분의 가난한 젊은 이들 또한 그들의 안중에는 없다. 정말이지 최악이다.

근래 사회에서는 노인뿐만 아니라 외국인, 성동일성장애

를 가진 사람, 지적장애인, 생활보호대상자 등 아울러 말하면 사회의 약자들에 대한 차별이 활개를 치며 버젓이 통용되고 있다. 이렇게 오늘날 만연하는 '강자에게 약하고 약자에게 강한 강약약강'의 감성은 내 눈에는 비정상으로밖에 보이지 않는다. 더욱이 어쩔 수 없이 빈곤해진 약자가 다른 약자를 때린다는 어긋난 현상으로 번지면서, 결과적으로 강자만을 위하는 사회가 되었다.

최근에는 일본 자민당의 스기타 미오라는 여성 국회의원이 'LGBT 지원에 도가 지나친다'라는 제목의 칼럼을 월간지에 기고하여 물의를 일으켰다. 이 칼럼을 요약하자면, 'LGBT(성소수자)들은 아이를 낳지 못하기 때문에 생산에 공헌하지 않아 사회에 도움이 되지 않는다. 그렇게 생산성이 없는 사람들을 지원하기 위해 세금을 쓰는 것이 과연 옳은 일인가'라는 내용이었다.

그에 대해 저널리스트 에가와 쇼코 씨는 인터넷 뉴스 사이트에서 대강 다음과 같이 비판했다.

스기타 의원은 '거기에 세금을 투입하는 것이 과연 옳은 일인가'라고 말하면서 LGBT들에게 마치 거액의 세금이 들어가는 것 마냥 독자들에게 오해를 불러일으켰다. 그러나 실제로 사실무근이고, LGBT 관련해서 나가는 세금은 거의 없다. 정부 각 기관 중에서 관련 예산이 책정되어 있는 곳은 인권옹호국을 운영하는 법무성뿐이고, 2017년도 예산에서는 'LGBT의 인권 문제 대책 추진' 비용으로 고작 1300만 엔이 책정되었다. 이는 법무성 예산 중 0.017%, 나라의 일반 회계 예산 중 0.00001%에 해당된다. 또한 지방 자치체에서는 삿포로시나 세타가야구에서 200만 엔, 시부야구는 남녀 공동 참여를 합쳐서 1300만 엔인데, 그래도 예산 총액의 0.01%에 불과하다. 나아가 LGBT 커플에 대해 '아이를 만들지 않는다, 즉 생산성이 없다'라며 아이를 낳지 않는(낳지 못하는) 사람들에게 차별적인 평가를 내리고 지원에 부정적인 주장을 했다. 이 논리로 따지면 중도장애인이나 고령자 등도 생산성이 없기 때문에 정치에서 배제될 수도 있다는 말이 된다. 여기서 사가미하라시의 '쓰쿠이야마유리엔'(일본 수도권인 가나가와현에 있는 지적장애인 복지 시설)에서 '중증장애인은 안락사가 낫다'라며 19명을 살해한 남성의 우생 사상을 떠올리고 소름이 끼친 사람도 있을 것이다.

스기타 의원은 공적 지원, 다시 말해 '세금 지출'을 테마로 글을 쓰면서 그 기본적 근거인 예산 조사도 하지 않았다. 나는 항상 이런 근거를 무시하고 기분에 따라 모든 일을 판정하는 경향이 나쁜 습성이라고 생각해 왔다.

아무튼 본인은 지적이고 냉정한 의견을 표명했다고 생각할지 모르겠지만, 스기타 의원의 주장은 단순한 감정론이다. 게다가 '아이를 만들지 않는 것(만들지 못하는 것)'이 잘못된 일이라면, 먼저 아이가 없는 아베 전 총리를 제일 먼저 비판해야 할 것이다.

선량(選良)인 국회의원부터 이런 수준이다. 그러고 보면 러시아와 전쟁을 일으켜 북방 영토를 되찾으라고 발언한 야당 의원도 있었는데, 요즘 정치인들은 수준이 떨어져 눈 뜨고는 못 볼 지경이다. 정말이지 눈물이 앞을 가린다.

그런데 근거를 무시한 스기타 논문에 대한 에가와 씨의 비판은 지당하지만, 나는 스기타 의원이 썼던 '생산성'이라는 말이 무척 신경 쓰였다. 왜냐하면 노인을 비롯한 사회적 약자를 차별해서 공격하는 무리들은 모두 표현은 달라도 바로 이 '생산성'이 높고 낮다는 점을 논거로 삼는다는 점 때문이다.

그들에게 결정적으로 결여된 부분을 한마디로 말하자면 '언제 자신의 일이 될지도 모른다'라는 상상력이다. 한 치 앞도 내다볼 수 없는 내일 무슨 일이 벌어질지는 그 누구도 모른다. 자신이 나이 들어서 거동이 힘들어지거나 태어난 자식이 난치병을 앓을 수도 있다. 본인이나 가족이 갑작스러운 사고로 몸에 장애를 입었을 때, 혹은 우울증을 앓게 되었을 때 (여성의 경우 평생 유병률은 25%라고 함) 생산성이 이렇다 저렇다 왈가왈부할 수 있을까? 그런데도 그들은 그런 상상조차 하지 못한다. 간단히 말하면 멍청하다.

스스로 삐딱한 보수주의자임을 인정하는 나로서는 윤리나 도덕, 인권이나 휴머니즘 등 번지르르한 말을 높이 내세우는 걸 좋아하지 않는다. 그럼 공동체는 왜 약자를 보호 지원해야 만 하는가. 그것은 정서적 이유에 기인하는 것이 아닌, 언제 무슨 일이 일어날지 모르는 인생을 살아가는 공동체의 구성원에게 대한 보험이자 상부상조이기 때문이다. 그 자금이 바로 세금이다. 그런 말은 이제 와서 새삼 설명할 필요도 없다. 사회적 동물인 인류가 호랑이 담배 피우던 시절부터 갖추고 있던 지혜이자 상식일 뿐이다.

스기타 의원이 했던 말이 버젓이 통용되면, 머지않아 시각 장애인을 위해 역 승강장에 설치된 점자블록이나 노인을 위한 경사로 휠체어용 화장실 등 약자를 위한 지원은 모두 세금 낭비라고 할 수밖에 없다. 너무 극단적이라고 하겠지만, 논리적으로 따지면 그런 셈이다.

아무튼 현재의 노년 세대를 비롯한 약자에 대한 차별이나 공격은 이제 사회 병리로 자리잡고 있다. 요컨대 지금 사회는 병들어 있는 것이다.

정치권에서 저지른 일을 노년 세대에게 뒤집어씌우지 마라

현재 일본의 국채는 1천조 엔을 넘었다. 정말이지 상상을 초월하는 금액이다. 당연하지만 세계 그 어느 나라도 따라올 수 없는 금액이다. 대체 어쩌다 나라가 이렇게 터무니없는 빚을 지게 되었을까?

정부에서는 고령자가 늘어나면서 연금이나 복지 예산이 크게 불어났기 때문이라고 설명한다. 대부분의 언론사들도 그 사실을 뒤이어 인정했다. 요컨대 재정 적자의 원인을 모두 노년 세대의 탓으로 돌린 것이다. 그리고 정부는 '자손들 세대에 빚을 남기면 안 된다'라는 명목 아래 연금을 깎거나 의료비 본인 부담액을 늘리는 등 복지 예산으로 허리띠를 졸라매는 데 매진하고 있다.

실로 괘씸한 처사가 아닐 수 없다. 현재의 노년 세대가 무엇을 잘못했는가. 뼈 빠지게 일해서 많은 세금을 냈는데도 왜 '공공의 적'인 양 취급을 당해야 하는가. 게다가 정부는 그러한 분위기를 조장하는 듯한 발표를 해도 되는 것인가. 애초에 저출산 고령화 사회가 나타나리라는 예상은 훨씬 전부터 해 왔다.

정부는 재정난을 오로지 복지 탓으로 돌리고 있는데, 그것 은 여러 요소들 중 하나일 뿐이다. 그밖에도 저성장 경제로의 이행, 거품 경제가 끝난 후의 경제 운영, 성장 전략, 재정의 효 율적 운용, 저출산 고령화 대책 등 역대 자민당 정권이 했던 갖가지 경제 실정이 겹치면서 세입이 줄어들었다는 데 기본 요인이 있다.

재정 악화의 원인을 복지에서 찾으려는 구조는 옛날부터 엿볼 수 있었고, 지자체 역시 마찬가지다. 도쿄를 예로 들면, 1970년대 당시에 미노베 료키치 도지사는 노년 세대의 의료 비나 도에이(도쿄도에서 운영한다는 뜻-옮긴이) 교통을 무상 으로 제공하는 정책을 실시했다. 후에 도쿄도의 재정은 1천 억 엔 정도 적자가 났는데, 오일쇼크 때문에 세금 수입이 감 소했던 것이 주요인이었다. 그런데도 정부나 언론사들은 국 채가 늘어난 이유를 복지 탓으로 돌리는 듯한 캠페인을 추진 했다. 그 때문에 차기 도지사인 스즈키 순이치는 노년을 대상 으로 한 의료 무상화를 폐지하고 공무원 급여 인하를 강행하 여 재정 적자를 해소하는 데 성공했다. 그러나 예산을 줄이면 흑자가 된다는 사실은 당연한 논리이며 누구나 할 수 있는 일이다. 게다가 그 후에 스즈키 지사가 강하게 밀어붙인 임해부 도심 개발로 도쿄는 2조 엔이나 되는 빚을 지게 되었다.

생각해 보라. 아직 노년 세대가 그리 많지 않았던 20년쯤 전에 나라는 이미 700조 엔이나 되는 국채를 떠안고 있었다. 주된 원인은 거품 경제가 무너진 후의 졸렬한 처리 외에도 그때까지 차곡차곡 쌓아 왔던 불필요하고 급하지 않은 공공시설이나 토목 공사, 거기다 독일이나 한국과 비교해도 이상하리만치 많은 재일 미군 기지에 대한 배려 예산, 그리고 값비싼 무기를 미국에서 사들이는 등의 방위 관련 예산에 있다. 그 모든 것에 세금이 투입되어 왔다. 나는 공공 투자나 군사적 안전 보장에 지출을 할당하는 것이 무의미하다는 말을 하려는 게 아니다. 요컨대 그 내용과 사용법의 균형이 중요한 것이고 그것은 정치인의 능력과 직업윤리에 관계된다.

딱 잘라 말하지만, 방대한 재정 적자의 원인은 결코 노년 세대의 존재에 있는 것이 아니라 명백한 재정 실정에 있다. 그런데도 정부는 지금까지 단 한 번도 반성의 말을 한 적이 없다.

애초에 노년 세대의 의료비는 현재에도 GDP와 비교하면 약 2%로 정부나 언론이 티를 낼 만큼 큰 금액이 아니다. 연금도 마찬가지다. 지금까지 착실히 일해서 꼬박꼬박 연금 보험료를 납부해 온 대부분의 노년 세대를 대상으로 지급 연령을 일방적으로 높이거나 '간병 보험료'라는 이름의 세금을 내라고 하고, 그런 와중에 연금 지급액이 줄어들기도 하는데 반발하는 것은 당연하지 않은가.

그런데 자민당은 2004년 고이즈미 정권 때 연금의 '백 년 안심 플랜' 선언을 내걸었다. 현재의 아베 정권도 그것을 이어받아 널리 퍼뜨리고 있다. 신문이나 텔레비전 뉴스 해설을 자세히 받아들이는 습관이 없는 사람들은 '그렇구나 연금만 있으면 백세까지 안심하고 살 수 있겠구나' 하고 생각했을 텐데, 큰 오해다. 백 년 안심 플랜이란 연금 제도를 백 년 동안 유지할 수 있다는 뜻이다. 그러나 그러한 선언에는 아무런 의미가 없다. 왜냐하면 지급 연령을 높이거나 지급액을 줄이면 당연히 몇 년이든 유지할 수 있다. 실로 국민을 기만하는 질나쁜 정책이다.

그런데 2019년에 금융청은 평균 연금(약 20만 엔)을 수급하는 65세 부부가 95세까지 산다고 가정했을 때, 연금만 갖고는 생활비가 2천만 엔 부족하다는 보고서를 내놓으면서 노년 세대뿐 아니라 전 국민에게 찬물을 끼얹었다. 이는 '안심 플랜'이 안심할 수 없다는 사실을 공공연히 발표한 것이며, 당연히 국회에서도 문제가 되었다. 아소 다로 재무상은 '정식

보고서로 받지 않겠다'고 해명했고, 아베 전 총리는 '이런 소리를 한 금융청은 바보인가?'라며 주변 사람들에게 불만을 표시했다고 한다. (아사히신문) 정부는 선거를 의식하여 기를 쓰고 급한 불끄기에 나섰지만 금융청은 그저 '불편한 진실'을 만천하에 드러냈을 뿐이었다.

무엇보다도 투자 은행이나 증권 회사를 관장하는 금융청은 개인이 투자하여 자산을 형성하는 '자조 노력'을 재촉하려는 속셈으로 이 보고서를 공표했다. 그러나 이건 이것대로 큰 문제. 나중에 설명하겠지만, 나는 치매 예방이라는 관점에서 보면 주식 거래가 나쁘다고는 생각하지 않는다. 단, 그것은 자산 형성이 목적이 아니라 뇌를 활성화하는 데 일정한 효과가 있기 때문이다. 따라서 손해를 보더라도 상관없을 범위에서 여유 자금으로 한다는 전제가 깔려 있다. 당연히 이익이 보장된 투자란 존재하지 않으니 원리적으로는 도박이나 마찬가지다. 나라가 이런 식으로 도박을 권장해도 좋은가? 그렇게 투자해서 조금이나마 있었던 노후 자금마저 바닥이 나면 금융청은 어떻게 책임을 질 생각인가?

이렇게 연금 제도는 일반 국민에게 블랙박스만큼이나 알기 힘든 구조로 이루어져 있다. 생각해 보면 제1차 아베 정권 당시에 구 사회보험청이 저지른 '사라진 연금 기록' 사건이 일어났다. 이는 국민이 지불한 연금 기록을 잃어버린 듣도 보도 못한 불상사였다.

어쨌든 정부는 죄 없는 노년 세대에게 책임 전가할 생각일랑 하지 말고, 제발 부탁이니 성실하게 업무 수행하기만을 바란다.

그런데 근래 들어서 노년 세대에 대한 차별이 점점 도를 넘어서는 듯하다. 또 정부나 언론은 사회적 모순의 책임을 노년 세대에게 밀어붙이는 것에 가까운 말을 논리정연하게 쏟아내면서 차별을 조장하고 있다. 몇 가지 사례를 들어 노년 세대 차별의 실태에 대해 생각해 보려고 한다.

의료 현장에서 일어나는 고령자 차별

나이가 들면서 여기저기가 쑤시고 아픈 노년 세대에게 병원은 아주 가까운 존재가 된다. 그러나 현실에서는 그런 병원 의료 현장에서조차 버젓이 노인 환자를 차별하고 있으니 참 안타까울 따름이다. 이처럼 노인을 차별하는 풍조는 의사들에게까지 퍼져 있는 듯한 인상을 받는다.

노인이 병원에 가면 '나이가 있으니 어쩔 수 없습니다'라는 말을 듣는 일도 비일비재하지 않은가. 이를 테면 건망증이 심하다거나 오밤중에 자꾸 깬다거나 알 수 없는 말을 중얼거리는 '섬망'이라 불리는 의식 장애가 가끔 있다는 등의 증상을 호소하면, 곧장 치매라고 단정 짓고는 못 고친다고 딱 잘라 말하는 의사가 적지 않다. 그야 치매일 가능성도 있겠지만 사실 우울증에서도 많이 볼 수 있는 증상들이다. 그리고 우울증은 고칠 수 있는 병이다. 요컨대 많은 의사에게 노인들이 치매를 앓고 있다는 선입견이 있기 때문에 우울증을 의심하지 않는 것이다.

의사가 노년 환자들에게 이런 식으로 안이한 대응을 하는 것은 큰 문제다. 하지만 지금 노년 의료 현장에서 가장 심각한 문제는 바로 '생명 경시'이다. 나는 노인이든 젊은 사람이든 생명에 경중이란 존재하지 않는다고 생각한다.

근래 들어서는 노인 입원 환자들을 의도적으로 치료하지 않는 경향이 있다. 움직이지 못하는 노인 환자가 폐렴 같은 병에 걸렸을 때, 점적(點滴) 주사를 놔서 일시적으로 폐렴이 낫는다 해도 단순한 연명 치료일 뿐이라는 이유로 가족에게 치료를 권하지 않는 일이 현실에 있다. 왜 그럴까? 그것은 입원이 길어지면 보험 점수가 내려가고, 의료비 정액제가 도입되면서 점적을 하든 하지 않든 병원으로 들어오는 수입에는 차이가 없기 때문이다. 다시 말해 돈 문제다.

폐렴은 굳이 설명할 필요도 없이 노인들의 사망 원인 중에서도 상위를 차지하는 질환인데, 항생 물질을 투여하면 나을 가능성이 높은데도 약제를 처방하지 않는다. 이제 살날이 많지 않다는 이유로 말이다.

그런데 '몸져눕거나 치매에 걸린 상태에서 살기는 싫다. 그럴 바엔 존엄사나 안락사를 택하겠다'라고 공언하는 노년의 유명인이 많은 것도 참 골치 아프다. 나는 그들이 존엄사를 논하는 것은 본인들이 아직 건강하기 때문이라고 생각한다.

물론 사람에 따라서 각자 인생관이나 가치관이 다를 테고, 존엄사를 선택하겠다는 것도 하나의 식견일 수 있다. 그러나 그것이 마치 합당한 의견인 양 말하는 것은 큰 문제다. 왜냐하면 노년 세대가 아닌 사람들은 사회적 영향력이 큰 인물의 발언을 '보편적으로 올바른 사실'이라고 거리낌 없이 받아들이기 때문이다. 가족들 역시 '이래서는 살아도 사는 게 아니야'라면서 연명 치료를 거부하는 일에 저항이 없어진다. 게다가 앞서 설명한 것처럼 의사도 치료를 내키지 않아 하는 것까지 합쳐서 생각하면, '연명 치료는 모두 옳지 않다'라는 결론이 날 우려가 있다.

예외는 있겠지만, 오랜 시간 동안 노년 환자를 접해 온 내임상 경험으로 말하자면 치매에 걸리거나 누워서 생활하는 환자의 대부분은 살고 싶다는 의사를 갖고 있다. 예외적으로 '죽고 싶다'라고 호소하는 환자는 우울증을 같이 앓지 않는 경우가 많다. 애초에 살겠다는 마음은 인간이 가진 본능이다. 비록 가족이라 할지라도 본인의 의사와는 상관없이 불쌍하다고 마음대로 단정 지으며 치료를 멈추는 것도 역시 노인 환자에 대한 일종의 차별이 아닐까?

거듭 말하지만, 노인이든 젊은이든 생명은 똑같이 소중하기 때문에 의료 현장에서 노인의 생명을 경시하는 행위는 아주 큰 문제라고 생각한다.

정년이라는 차별 제도

서장에서도 언급했듯이, 직장인은 60세 혹은 65세가 되면 정년이라는 제도 아래 회사생활에 작별을 고한다. 사장을 비롯한 경영진들에게는 다른 이야기겠지만, 대부분의 직장인은 능력이나 일을 할 의욕이 있든 없든 상관없이 회사에서 쫓겨나게 된다. 그리고 노동자는 그것을 당연하듯 군말 없이 받아들인다. 근래 들어서는 정년 후에도 촉탁이라는 신분으로 몇 년 동안은 일할 수 있는 기업도 늘고 있는 모양이다. 그러나 그렇게 해도 일반적으로 직책은 없어지고 급여도 대폭으로 줄어들며 보너스도 받지 못한다. 즉, 기업에서는 연령을 고용 기준으로 삼고 있는 셈이다.

그러나 곰곰이 생각해 보면 어이없는 이야기이긴 하다. 아직 능력이 있고 회사에 공헌할 수 있는 인재인데도 일정한 연령이 되면 하나같이 다 해고가 된다는 제도, 다시 말해 연령에 따른 차별 제도가 과연 합당한 제도라고 할 수 있을까?

그러고 보면 자민당은 2000년에 비례구 의원에게 중의원은 73세, 참의원은 70세라는 정년을 설정했다. 그래서 2003년 고이즈미 정권 때 80대였으며, 이제는 고인이 된 나카소네 야스히로와 미야자와 키이치라는 두 총리 경험자가 은퇴에 몰리기도 했다. 이른바 노해라는 것이다. 고이즈미 정권에서는 '신진대사와 회춘'을 내세웠는데, 그것도 생각해 보면 참 웃기는 이야기다. 말할 필요도 없이 정치가라는 직업에는 일반 기업에 다니는 직장인보다 훨씬 더 막중한 책임이 요구된다. 다시 말하면 높은 능력을 필요로 하는 것이다. (사실 최근에는 끝도 없이 하락세가 이어지고 있지만) 나카소네와 미야자와라는 정치인의 사상 신조에 대한 평가는 제쳐두고, 2003년 시점이었지만 적어도 그 능력만큼은 젊은 정치인과 비교도 할 수 없었을 것이다.

서양에는 '연령차별 금지법'이 있어서, 능력 있는 사람을 해고하지 못하도록 법으로 금지하고 있다. 그러나 능력이 없으면 아무리 젊어도 해고 대상이 되기 때문에 그런 점에서는 치열한 사회라고 할 수 있다.

또한 미국의 연령차별 금지법에서는 채용을 할 때도 연령으로 차별하는 것을 금지한다. 이를 테면 70세의 응모자가 20대의 응모자보다 채용 시험에서 1점이라도 높으면 70세의 응모자를 고용해야만 한다.

아무튼 정부는 입만 열면 '저출산 고령화 사회'를 내세우며 자신들의 실정을 어물쩍 덮기에 급급한데, 저출산 고령화가 노동력 부족으로 이어지는 것이 문제라면 일단 고용에 관한 연령차별을 철폐해야 하지 않을까?

단카이 세대의 이력서

이 책의 독자는 '단카이 세대(團塊世代, 일본에서 베이비붐이 일었던 1947년에서 1949년 사이에 태어난 세대)'라는 말을 물론 알 것이라 믿는다. 2019년 현재, 노년 세대의 중핵을 이루는 사람들이 바로 '단카이 세대'라 불리는 연령층으로, 72~74세에 해당하는 '영 올드'에 속하는 사람들이다.

참고로 '단카이 세대'는 옛 통산관료의 평론가이자 작가였던 고(故) 사카이야 다이치 씨가 1976년에 쓴 소설의 제목에서 따온 이름이다.

현재의 노년 세대인 단카이 세대와 그 전후 세대는 대충 비슷한 시대적 감성을 공유하고 있으리라 생각한다. 따라서 여기서는 '단카이 세대'의 내력에 대해 간단히 돌아보고, 그 세대의 특징을 서술하고자 한다.

단카이 세대는 뭐니 뭐니 해도 일본 역사상 동일 세대에서 가장 획기적으로 인구수가 많았다는 특징이 눈에 띈다. 이들은 패전 후 얼마 지나지 않은 1947년에서 1949년 사이에 태어난 세대이며, 그 수는 약 800만 명에 다다른다. 실로 어마어마한 숫자다.

태평양 전쟁에서 군민까지 합쳐 일본인 약 300만 명 이상이 사망했는데도 여전히 패전 당시에는 국내외로 파병한 군인이나 군무원이 600만 명 이상 있었다. 전쟁이 끝나면서 그들은 일제히 군대로 복귀했는데, 대부분이 참혹한 전쟁에서 간신히 살아남은 젊은 남자들이었다. 그들 중 기혼자는 아내에게 돌아갔고, 미혼자는 연달아 결혼을 하여 부지런히 아이를 만들었다. 이른바 제1차 베이비붐이다. 이 붐 속에서 태어난 사람들이 현재의 '단카이 세대'라 불리는 사람들이다. 또한 베이비붐의 여파는 그 후에도 한동안 이어지면서 1950년대 전반의 출생률은 상승 곡선을 달렸다.

그런 배경으로 당시 도시에 있던 학교들은 한 반에 50명 정도씩 한 학년당 열 반 이상 있는 게 보통이었다. 그 때문에 단카이 세대는 학교에서도 직장에서도 치열한 경쟁을 벌이면서 살아왔다. 단카이 세대를 '경쟁 세대'라고 부르기도 하는 이유다. 그리고 그 경쟁은 일본 사회에서 확실히 플러스로 작용했다.

여담이지만, 나는 '경쟁'을 유익하다고 생각하는 사람이다. 개개인을 단련하기 때문에 결과적으로는 전체의 수준이 올라간다는 원리가 경쟁 속에 숨어 있기 때문이다.

1980년대부터 1990년대에 걸쳐 치열한 경쟁 속에서 실시했던 '주입식 교육'은 문제라고 치더라도, 개성을 중시하고 사고력과 생활력을 기른다는 방침을 내세운 '유토리 교육(여유 있는 교육을 뜻하는 일본의 교육 방침)'이 교육 현장에 도입되면서 교과서가 얇아지고 수업 시간이 짧아졌다. 그 당시에 나는 도무지 이해가 가지 않아 '와 그라는데!' 하며 마음속으로 저항했던 기억이 난다. 아, 깜박했는데 나는 오사카 출신이다.

아무튼 '유토리 교육'의 도입은 참담한 결과를 낳았다. 전과 비교해서 건전한 개성을 갖추지도 못했을 뿐더러 사고력이 길러지지도 않았다. 또한 니트족(일할 의지가 없는 청년 무직자를 뜻하는 신조어)이나 등교 거부, 은둔형 외톨이라는 단어들이 상징하듯이 생활력은 오히려 쇠퇴했다. 결국 이 교육 방침은 학습 능력이 전체적으로 뚜렷하게 감소하는 결과만 남겼다. 2000년대에 들어서야 유토리 교육을 다시 생각하게 되었는데, 늦은 감이 있다는 건 부정할 수 없다. 또한 경쟁을 부정하는 사상은 입시 개혁 형태로 고스란히 이어졌다. 결국 가장 불쌍한 사람들은 바로 이 유토리 세대다.

한편 주입식 교육을 받은 단카이 세대는 학교에서는 뒤처졌다 하더라도 사회에 나가 경쟁을 하면서 개개인의 능력을 향상시켰기 때문에 노동자 전체적인 스킬은 세계적으로 봐도 아주 높았던 세대라고 할 수 있다.

참고로 이 세대의 대학 진학률은 20%가 채 되지 않았는데, 대부분은 중학교나 고등학교만 졸업하고 사회로 나갔다. 특히 지방의 중졸자들은 '황금알'이라 불리는데, 한꺼번에 대도시의 중소 공장이나 상점에 취업해서 고도성장을 탄탄하게 받쳐 주었던 사람들이다. 이러한 중졸자들이 경험한 초·중학교에서의 경쟁과 주입식 교육은 사회에 나갔을 때 어떠한 형태로든 플러스 영향이 되었을 것이라 생각한다.

아무튼 경쟁이 없는 환경에서는 인간이 갖춘 온갖 잠재 능력이 향상되지 않는다는 것이 나의 지론이며, 단카이 세대가 걸어온 발자취들이 그것을 상징하고 있다고 생각한다.

다시 본론으로 돌아가 보자. 1945년에 패전했을 때, 미군의 무차별 폭격과 원폭 투하로 수십만 명의 일반 시민이 사망했고, 도쿄를 비롯한 주요 도시가 모두 불에 타면서 생산 설비가 잇따라 무너졌다. 미국이 주도한 연합국군의 점령 아래에 있었던 패전 직후의 일본은 혼란에 빠졌고, 도시에 사는 사람들은 가건물을 세워 겨우 밤이슬을 피했다. 그날 당장 먹을 음식도 변변치 않은 상황이었다.

그래도 전쟁의 비참함에는 비할 바가 아니었다. 단카이 세대의 부모들은 가난했지만 평화를 되찾았다는 사실에 감사를 느끼며 부흥에 매진했다. 전쟁에 동원되었던 이 세대는 하루하루 최선을 다해 부지런히 일했다. 그 결과 일본은 고도성장 시대를 거쳐 1968년에는 서독을 제치고 GDP 세계 2위의 경제 대국으로 올라섰다. 한국 전쟁 특별 수요(한국 전쟁 당시 재한 미국군이나 재일 미국군이 일본에 발주한 물자나 서비스 수요) 등 몇 가지 외적 요인은 있었지만, 불에 탄 자리에서 고작 20년 남짓 동안 그야말로 기적이라고 할 수밖에 없는 빠른 부흥을 이루어냈다.

단카이 세대는 그러한 부모들에게 전쟁의 비참한 실상을 생생히 전해 들었고, 또 매일 기를 쓰고 일하는 부모들의 모습을 직접 눈으로 보면서 자란 세대다. 그 때문에 부모 세대에게서 전쟁에 대한 강한 거부 반응과 노동에 큰 가치를 두는 감성을 고스란히 전수받았다는 것도 이 세대의 특징이다.

그러나 단카이 세대와 그 부모들 세대 사이에는 명확하게 다른 특징도 있다.

단카이 세대는 좋고 나쁨을 떠나 미국에서 강제적으로 받은 '전후민주주의'를 샤워하듯 쐬며 자란 세대다. 그 때문에 부모 세대와 비교하면 자신의 의견을 자유롭게 말할 수 있었다는 점이 큰 세대적 차이라고 할 수 있다.

문화적인 면에서는 텔레비전을 시청하는 습관이 생긴 최초의 세대였다. 이 세대는 전국적으로 방영되는 방송의 영향으로 유행에 민감했다. 그래서 청년기에 접어들면서 옷이나 음악을 비롯한 생활 스타일에 강한 주관을 갖게 되었다. 비틀즈나 롤링스톤스는 그들의 아이돌(우상)이었다. 패션이라는 개념이 처음으로 유포된 것도 이 세대다. 현재로 이어지는 청소년 문화의 바탕을 단카이 세대가 만들어냈다고 해도 좋을 것이다. 또한 맞선이 아니라 연애결혼이 주류를 이루었고, 결혼 후에 부모를 떠나 핵가족화가 진행된 것도 이 세대의 특징이다. '뉴패밀리'라는 말이 유행한 것도 그들의 새로운 가족관 때문이었다.

한편 단카이 세대의 대학생들은 1960년대 말기에 과격한 학생 운동을 경험했다. 그들의 주장은 살짝 독선적이기는 했지만, 일본 각지에 있는 대학에서 전학 공투 회의(전공투)가 조직되었고 대학 개혁 운동이나 베트남 반전 운동에 몸을 던진 대학생도 적지 않았다.

그러나 1970년대에 들어서자 대중의 의식과 동떨어진 학생 운동은 급속히 저물어갔고, 졸업생들 대부분이 취업을 하며 이번에는 투지가 넘치는 '기업 전사'로서 일에 집중하기 시작했다.

치열한 경쟁 속에서 자라왔던 탓인지, 이 세대는 아무래도 자신이 놓인 환경 속에서 싸우는 걸 좋아했던 모양이다.

바야흐로 단카이 세대가 한창 일하던 40세 즈음, 경기 호황으로 일본 경제는 최고조를 맞이했다. 일손 부족이 이어지면서 항상 일에 쫓기던 그들은 열심히 일하고 열심히 놀았다. 거품 경제가 한창이었을 적에 유행했던 영양 드링크 광고에서는 '24시간 일할 수 있나요?'라는 문구가 반복되었다. 실로 그 시대를 상징하는 문구이다. 지금이면 '블랙 기업'을 옹호한다며 틀림없이 퇴출되었을 것이다.

아무튼 좋고 나쁜 것은 둘째 치고, 역시 경쟁을 뚫고 살아남은 덕분인지, 이 세대에는 정신적 내성 비슷한 것이 있었다는 인상이 있다.

거품 경제의 최절정이었던 1989년에 닛케이 평균 주가는 4만 엔에 육박했고, 일본 전역의 토지 가격은 미국의 2배에 이르렀다. 대학생은 말할 것도 없고 여고생까지 몸에 명품을 휘휘 감고 다녔던, 아무리 생각해도 희한한 시대였다. 그러나 본디 희한한 상황이란 그리 오래 가지 않는다. 1990년 초반에 거품 경제는 허무하게 붕괴했고, 이후에 밑이 보이지 않는 늪처럼 30년에 걸쳐 경기 침체가 이어졌다는 것은 이미 다들 아는 그대로다.

이렇게 거품이 일게 하고 붕괴 후에 졸렬하게 처리한 것도 모두 그 1차적인 책임은 정부에 있었다.

지금까지 설명했듯이 단카이 세대는 일본의 고도성장기와 거품 경제를 모두 경험했다. 또한 전쟁에 참전하지 않았으면서 소년기에 이미 빈곤의 의미를 알았고 어제보다는 오늘, 오늘보다는 내일이 반드시 좋아진다는 전쟁 후의 일본을 몸소 느껴 온 세대다. 어떤 의미로는 정신적으로 행복한 세대였다고도 할 수 있다. 적어도 지금까지는 말이다.

레이와 원년(2019년)인 현재, 단카이 세대는 70대 초반의 '영 올드'가 되었으며, 이제 대부분이 자립한 생활을 보낼 수 있을 것이다. 따라서 자신들에 대한 차별이나 공격에 목소리를 높일 수 있는 것이다.

반역의 깃발을 흔들어라

격차 사회라 불리는 현대에 젊은층에서 빈곤율이 상승하고 있는 것은 사실이다. 그러나 지금의 노년 세대와 성장 과정을 비교해 보면 물질적으로는 훨씬 더 풍요롭다는 것 역시 사실이다.

노년 세대가 소년기일 때 도시부에서는 가난한 살림살이지만 다들 드디어 지붕이 달린 집에 살았고, 하루 세 끼를 먹을 수 있게 되었다. 그래도 학용품이나 옷은 손위 형제자매에게 물려받아 썼고, 옷이 찢어지면 기워 입는 것이 당연했다. 또한 도시에 사는 사람들은 집안에 욕실이 없어서 공중목욕탕에 다녔다. 대학생이 되어도 대부분의 학생들은 욕실도 없는 1.5평에서 2평짜리 방이 딸린 목조 아파트에서 살았다. 지금의 젊은이들은 믿기 어렵겠지만 사실이다.

그러나 흥미롭게도 노년 세대들에게 물어보면 그 당시에는 아무도 가난하다는 사실조차 느끼지 못했다고 한다. 왜냐하면 다른 사람들도 모두 똑같았기 때문이다. 공동체에서 이러한 집단 심리는 매우 흥미로운데, 사회가 우리에게 어떤 존재인지 생각할 때 시사하는 바가 있다.

전쟁이 끝나고 1970년대 정도까지 역대 자민당 정권과 관료들은 여러 가지 악행도 저질러 왔겠지만, 적어도 정책의 거시적인 면에서는 중산 계급의 극대화를 테마로 삼아 왔던 것처럼 보인다. 예를 들어 1962년의 소득세 최고 세율은 75%였고 주민세는 18%였다. 모두 합쳐 93%나 되는 세금을 부유층이 냈다. 그리고 학생 운동은 있었지만 민심은 대체로 안정되어 있었다. 그때 일본은 선진국 중에서도 유독 격차가 없는 나라였던 것이다. 한편으로는 마쓰시타 고노스케가 상징하듯이 세계적 기업을 창출하거나 자신의 능력으로 큰 부를 쌓은 인물도 많이 있었다.

사회주의적 감성을 가진 자본주의 국가, 전쟁이 끝난 후 어떤 시기까지는 일본이란 나라가 세계에서 봤을 때도 특이했다고 할 수 있을지도 모르겠다.

유럽에는 '노블레스 오블리주'라고 해서 일반 논리를 나타내는 말이 있다. 직역하면 '고귀한 의무'라는 뜻인데, 원래는 프랑스어이지만 영어권에서도 그 말을 그대로 사용한다. 요컨대 권력이나 재산, 사회적 지위를 가진 자는 기타 민중들에게 의무를 지고 있다는 뜻이다. 그 옛날 일본의 부유층은 의도하지 않았지만 많은 액수의 세금을 냄으로써 노블레스 오블리주를 실천하여 부의 배분에 공헌했다고 할 수 있다.

공정한 경쟁 환경 속에서 개인의 노력과 창의력을 갈고 닦아 부를 얻는 것은 무엇 하나 잘못된 일이 아니라고 생각한다. 그러나 그 부는 시장이라는 이름의 '일반 대중'이라는 존재가 있기에 얻을 수 있는 것이다. 따라서 성공한 사람이 얻은 부의 일부를 세금이라는 형태로 대중에게 환원하는 것은 당연한 일이 아닌가.

그런데 오해하지 말았으면 하지만, 금전이나 아랫도리 등과 관련된 사적 도덕을 굳게 관철하는 정치가는 능력 있는 정치가이자 좋은 정치가라고 생각한다.

그리고 보면 다나카 가쿠에이라는 정치인은 정치 신조가 무엇이냐는 질문에 '전쟁은 하지 않는다', '국민을 굶게 하지 않는다'라고 대답했다고 한다. 단순하기는 하지만 일본의 정치인에게 가장 중요한 미션이 아닐까?

그렇다면 반대로 현재(2019년)의 정권은 어떠한가. 미국 기분 맞추기에 급급해서 안보법제를 억지로 성립시키고 미국의 국익을 따른 전쟁에 자위대를 파견할 수 있게 했다. 이제는 초등학교 급식비도 못 내는 가정이 급격히 늘어나고 있다. 게다가 '사회보장비를 더 알차게 만들기 위해 소비세를 10%로 올리겠다'라고 말만 번지르르하게 해 놓고 증세를 하자마자 사회보장비를 억제한다니, 이 무슨 궤변인가.

또한 아베 정권은 '아베노믹스'라는 기묘한 표어를 내세워서 주가를 올리기 위해 부유층이나 대기업을 우대하는 세제

개정을 실시하고, 일본은행에는 법도를 깨는 일명 '이차원 완화'라는 금융 정책을 강행시켰다. 그 결과 주가는 확실히 올라서 여당은 경기가 활발해졌다며 성과를 과시했지만, 그것이 대체 뭐 어떻다는 것인가. 대기업만 좋아진데다가 그 이익은 거의 내부 유보되었다. 주가가 올라도 대부분의 국민에게는 그 혜택이 미치지 않고 세금만 올랐다. 아베 총리는 '지금 일본은 생기가 넘친다'라고 말씀하는데, 지나가는 개도 웃겠다. 빈곤율은 개선되지 않았고 격차도 줄어들지 않았다. 오히려 노년 세대의 빈곤율이 올랐다.

경제 이론 중에 '트리클 다운 효과(낙수 효과)'라 불리는 것이 있다. 요컨대 부유층이 잘 살면 그 부가 결과적으로 빈곤층에게도 스며든다는(트리클 다운) 이론인데, 현재의 정부나 부유층 등 사회적 강자가 자주 인용하고 싶어 하는 이론이다. 그러나 지금의 현실을 보면 그런 이론에 아무런 뒷받침이 없다는 것은 자명하다. 트리클 다운은 예전의 일본처럼 '노블레스 오블리주'를 정책으로 채택했을 때 비로소 현실이 되어 나타나는 것이다.

실제로 숫자를 보면 일본의 빈곤화는 심각하다. OECD 주요 가맹국의 실질 임금 추이를 살펴보면 1997년 시점에는 수치가 거의 비슷했는데, 일본을 제외한 다른 나라들은 그 후

꾸준히 상승 곡선을 그리고 있다. 그러나 일본은 완만하게 하강 곡선을 그리고 있다. 1997년을 100으로 놨을 때, 2016년에 스웨덴 138.4, 오스트레일리아 131.8, 프랑스 126.4, 영국 125.3, 덴마크 123.4, 독일 116.3, 미국 115.3, 일본 89.7이다. 다시 말하면 일본 혼자 뒤처져 있다.

한편 재무성의 발표에 따르면, 소득에서 차지하는 세금이나 사회보험료의 비율인 '국민부담률'은 2020년도부터 0.7% 증가하여 44.6%로 과거 최고치가 된다고 한다. 1970년도에는 국민부담률이 24.3%였는데, 그 후로 꾸준히 상승하여 제3차 아베 내각이 출범한 2014년도부터는 7년 연속으로 40%를 넘었다.

참고로 북유럽이나 유럽연합 주요 9개국의 국민부담률은 60%를 넘는데, 교육이나 의료를 비롯한 복지 제도가 일본과는 차원이 다를 정도로 잘 되어있다. 그런 면에서 일본은 국민부담률이 반세기 동안 거의 80%나 올랐는데도 정부는 '연금만 갖고는 2천만 엔 부족해지니 각자 투자 등을 해서 스스로 돈을 버세요'라고 일방적으로 선언하고, 한편으로는 사회보장비를 계속 삭감하고 있다. 임금이 오르면 그나마 다행이겠지만, 2000년 이후로 G7 중에서 일본만 내려가고 있는 상황이다. 세금은 오르고 사회보장비와 임금은 내려가다니, 그야말로 삼중고이다.

게다가 일본은행의 금융 정책에 따른 마이너스 금리는 믿을 게 저금밖에 없는 노인들에게 재앙이나 다름없을 것이다. 도대체 이 상황에서 무슨 생기를 바라겠는가. 이런 정권이 이토록 오래 이어지고 있다니. 귀신이 곡할 노릇이다.

다른 이야기를 해보자. 일본의 사회복지 제도 중에서도 거동이 불편한 노인을 비롯하여 싱글맘, 신체장애자 등 빈곤층을 대상으로 하는 생활 보호 제도는 크게 자리잡고 있었다. 그런데 그 생활 보호비를 부정 수급한다는 내용이 최근 여러 번 크게 보도되었다. 그리고 예상대로 더 엄격하게 단속하라는 둥, 지급액을 줄이라는 둥 비난의 화살은 약자에게 돌아가서 마치 수급자 대부분이 부정을 저지르고 있다는 듯한 인상을 주었다. 실제로 2013년부터 정부는 지급액을 삭감했다.

그러나 2013년의 생활 보호비 총액 약 3조 7천억 엔 가운데 부정 수급은 약 187억 엔, 비율로 따지면 고작 0.005%였다. 생활 보호자를 공격하는 행위는 증거를 명백하게 무시했다는 뜻이다. 게다가 단속에 지금 이상으로 돈을 들여 봤자 효율 면에서 의미가 없다.

한편으로 2015년에는 택스 헤이븐의 케이맨 제도를 이용한 자산가나 기업의 조세 포탈은 약 63조 엔에 이른다고 하여 문제가 되었다. 이 자산에 과세를 한다면 30조 엔 남짓을 징수할 수 있다. 얼마 되지도 않는 부정 수급만 들추어내 지급비를 삭감하자며 약자를 괴롭히기보다는 부유층의 탈세를 저지하는 편이 재정상 훨씬 더 합리적이라는 사실은 불 보듯 뻔하다. 무엇보다 굳이 그런 말을 하지 않아도 정부는 다 알고 있을 것이다. 강자는 눈감아주고 약자는 꺾으려 하다니, 정말이지 지독한 정권이다.

참고로 상황 폐하는 천황 시절에 자신의 책무라고 하는 '기도'와 관련하여, '가장 약한 자들을 한 사람도 남김없이 지키고 싶다'라고 당시의 와타나베 미쓰루 시종장에게 흘렸다고 한다.

되돌아보면 불과 이삼십 년 전까지만 해도 '노인을 공경하라'라는 것이 일본인의 전통적인 윤리였다. 아베 정권도 보수를 자처한다면 상황 폐하의 말을 곱씹어서 일본의 전통적 가치관이란 무엇인지 심사묵고해야 하지 않을까? 이상 보수주의자 와다 히데키의 생각이었다.

이처럼 수많은 실정이 낳은 결과라 할지라도, 나라가 1000조 엔이 넘는 국채를 떠안고 있다는 것은 부정할 수 없는 현실이다. 따라서 괘씸하기 짝이 없어도 약자를 지키기 위해서는 어떤 방법이든 써서 역대 정권이 남긴 오물을 처리해야만 한다.

생각할 수 있는 방책 중 하나는 인구의 대부분을 차지하는 일반 국민이나 사회적 약자를 압박하는 게 아니라, 누진 과세의 비율을 올려서 투자도 하지 않고 돈을 쌓아 두기만 하는 대기업이나 부유층에게 재산을 환원시키도록 하는 것이다. 이것이 바로 노블레스 오블리주이다.

두 번째는 전부터 생각하던 지론인데, 상속세를 100%로 올리는 방책이다. 일본은행에 따르면 2017년 일본의 개인 금융 자산은 1880조 엔, 토지 자산은 1000조 엔이라고 한다. 이 자산이 거의 30년 주기로 상속 대상이 된다고 치면, 매년 약 90조 엔이 상속된다는 뜻이 된다. 그런데 상속할 때 징수하는 금액은 1조 엔도 채 되지 않는 것이 실정이다. 2014년을 예로 들어 보자. 사회보장비 총액이 약 116조 엔이었고, 그 가운데 노년 세대의 연금이나 간병 보험료가 55조 엔이었다. 상속세를 100%로 올리면 적어도 노년 세대의 복지 예산은 충분히 마련할 수 있다. 또한 청년 세대의 부담도 줄어들고 현재 노인층과 젊은층이 분리된 상황도 개선될 것이다.

사이고 다카모리도 '자손에게 기름진 땅을 남기지 말라'고 말했다. 부모의 마음으로는 교육비 등을 자녀에게 들이는 게 당연하다. 그러나 자립한 후에는 스스로 살아갈 수 있는 힘을 갖게 하도록 해야 하지 않을까? 게다가 쉰이 넘는 나이에 부모의 유산에 의지해야 하는 사회는 이상해 보인다.

부모의 유산 없이도 충분이 생활할 수 있어야 건전한 사회가 아닐까?

거듭 말하지만, 현재의 노년 세대는 무엇 하나 잘못한 게 없다. 대부분의 사람들은 꼬박꼬박 소득세를 내고 연금 보험료도 납부해 왔으며, 이제는 간병 보험료까지 지불하고 있다. 그 말인즉슨, 나라에 상당한 돈을 들여왔다는 것이다.

또한 이 세대는 빈곤한 시절을 헤치고 치열한 경쟁 속에서 버텨 내어 열심히 일하고 잘 배워서 일본의 기술 건국과 경제 대국화를 짊어지고 왔다. 소비 활동의 기반이 되어 풍요롭게 만든 세대인 것이다. 또한 저출산 고령화 사회가 된 것도 물론 노년 세대의 책임이 아니다. 단카이 세대와 그 전후 세대는 제2차 베이비붐으로 아이를 많이 낳은 세대다. 그런데도 왜 훼방꾼 취급을 받아야 하는가.

근래 들어 보육원이 부족하여 일을 나가지 못하는 엄마들 이야기가 언론에서 문제로 대두되었다. 보육원이 부족해서 생긴 대기 아동이 4만 명에서 5만 명에 이른다고 한다. 특히 싱글맘들의 고충을 생각하면 확실히 문제가 맞다. 그러나 그녀들은 아직 몸도 머리도 멀쩡한 상대적 약자라고 할 수 있다. 반대로 언론에서는 거의 다루지 않지만 거동이 불가능한 병이나 치매 때문에 극단적으로 삶의 질이 떨어져 혼자서는 살아갈 수 없는 노인들, 다시 말해 절대적 약자를 위한 공공 시설인 특별 양호 노인홈에 들어가려고 기다리는 사람이 50만 명 이상이다.

정부는 재택 간병이라는 '자조 노력'을 재촉하고 있는데, 여기서 말하는 자조 노력이란 배우자가 간병을 하는 '노노개호'를 하거나 자녀가 일을 그만두고 부모를 간병하라는 말이다. 설상가상으로 간병 보험료는 점점 올라가고 연금은 점점 내려간다. 당연히 대부분의 사람들은 먹고 살기가 점점 힘들어지는데, 정부는 친절하게도 투자라는 이름의 도박을 장려하고 있다.

도무지 이해가 가지 않는다. 노년 세대는 이런 현재 상황을 알아야만 한다.

노년 세대들은 세상의 부조리에 대해 소리를 높일 권리나 자격이 있다. 특히 아직 '영 올드'인 단카이 세대 사람들은 민주주의 체제 속에서 자랐으며 '이의 제기'를 할 줄 아는 세대였다는 사실을 상기하기 바란다.

희로애락이라는 말이 있듯이, 분노는 인간이 갖춘 기본 속성이다. 분노에는 왠지 모르게 부정적인 이미지가 있어서 어두운 기운이 느껴지기 십상인데, 타당한 분노라는 것도 있다. 사회의 모순에 대한 분노, 의분이나 공분이라 불리는 분노는 지극히 정당한 분노다. 그러한 분노는 밝은 기운으로 사회를 진화시키는 원동력이 된다. 내 눈에 지금의 노년 세대들은 현재의 정부나 사회적 풍조에 대해 소리를 죽이고 있는 것처럼 보인다.

노년 세대, 즉 단카이 세대와 그 전후 세대는 저출산 고령화 사회인 현재의 총인구의 27%라는 큰 비중을 차지한다. 즉, 바꿔 말하면 의회제 민주주의를 채택한 사회에서 큰 정치적 힘을 갖고 있다는 뜻이 된다.

따라서 노년 세대의 분노를 대변하는 국회의원을 선거로 뽑거나 혹은 후보자를 받들어 세우는 것도 생각해 봐야 하지 않을까? 나아가 자신들의 세대뿐만 아니라 국민 전체의 격차를 완화하고 약자를 보호하며 학문과 직무 능력을 존중하는 사회를 만들기 위해 목소리를 높여야 하지 않을까? 노년 세대가 마음만 먹으면 사회를 바꿀 수 있다.

확실히 나이가 들면 몸뿐만 아니라 기력까지 생기를 잃어간다. 그러나 나중에 설명하겠지만 몸과 마음의 노화를 늦출

수는 있다. 게다가 부조리한 것들에 분노를 느끼는 것 자체가
몸과 마음의 건강에 반드시 좋은 효과를 불러올 것이다.

그래서 나는 소리 높여 외치고 싶다.

노년 세대여, 반역의 깃발을 흔들어라!

제2장

노화와 질병

여러분은 '마이붐'이라는 말을 아는가. 이 말은 독특한 에세이로 인기를 끈 일러스트레이터 미우라 준 씨가 만들어낸 말이다.(신조어) 세상의 유행과 동떨어진 자신만의 유행이라는 뜻으로 쓴 일본식 영어인데, 아이러니하게도 이 말 자체가 유행이 되어 1997년에는 유행어 대상을 받았고, 지금은 사전에도 실려 있다.

아무튼 미우라 씨는 최근에 연재하는 에세이에서 '오일 쇼크(오일의 일본어 표기인 '오이루'와 동사 '오이루[늙다]'를 합성한 신조어)'라는 말을 자주 쓰고 있다. 건망증이 심해졌거나 발기부전을 한탄할 때 '오일 쇼크'라고 말하는 것이다. 참고로 미우라 씨는 2021년 현재 63세이다.

유명한 사람의 이름이 생각나지 않을 때, 소리가 잘 들리지 않을 때, 전에는 됐던 것이 되지 않을 때 등등이다. 노년의 사람들은 나이가 들면서 지금까지 여러 차례 이 '오일 쇼크'를 경험해 왔으리라 생각한다. 외모 역시 주름이 늘거나 머리숱이 적어지거나 키가 줄어드는 등 기쁘지 않은 변화를 느껴 왔을 것이다.

이처럼 변화란 누구에게나 언젠가는 반드시 찾아오는 경년 변화이다.

노화의 실태

일반적으로 인간의 신체 기능은 20세를 정점으로 서서히 쇠퇴되어 간다. 그리고 한창 일할 나이를 지날 즈음부터 몸의 기능이 여기저기 저하하기 시작하고 체력이 떨어지는 등 어쩔 수 없이 나이를 실감하게 된다. 신체뿐만 아니라 기억력과 집중력이 떨어지는 느낌을 받는 일도 늘어난다. 이른바 노화가 시작된 것이다. 이처럼 노화는 천천히 진행된다.

인체는 60조 개가 넘는 세포로 이루어져 있다. 그리고 인간의 수명이란 세포의 수명(세포분열의 한계)과 같은 뜻이다. 따라서 노화란 시간이 경과하면서 이 세포들이 망가지거나 감소하여 형태적 혹은 생리적으로 신체가 쇠퇴하고 전체적으로 생리 기능이 저하하는 현상이라고 할 수 있다.

노화에 따른 구체적인 변화는 이렇다. 형태적으로는 키가 줄어들거나 척추가 굽고 피부가 처지거나 주름이 생기는 것을 말하고, 생리적으로는 시청각에 불편이 생기거나 기억 장애, 운동 능력 저하, 병에 대한 저항력(면역력)의 저하 등을 들 수 있다. 이들 변화는 모두 세포가 노화하거나 죽으면서 일어나는 현상이다.

무엇보다 노화가 뚜렷이 나타나는 시기나 정도에는 개인차가 상당히 크다. 오로지 세포에만 한정해서 보면 나이가 들면서 온몸이 점점 쇠퇴해 간다는 것은 틀림없는 사실이다. 살짝 비유가 조잡할 수도 있는데, 세포 안의 대사 경로에 여러 이물질이 쌓이면 어떤 조직이든 그 기능이 하루하루 저하되어 간다는 것이다.

조직을 구성하는 세포의 수 자체는 평생 그렇게 차이는 없다. 세포가 분열하는 횟수는 날 때부터 정해져 있는데, 그 횟수에 도달하면 그 이상 늘어날 수가 없기 때문이다.

그러나 세포의 양(단면적)은 나이가 들면서 크게 줄어든다. 그 때문에 겉보기에는 근육의 크기가 비슷해 보여도 지방과 결합 조직이 늘어난 것뿐이지, 사실은 기능이 크게 떨어져 있다.

피부를 보면 가장 뚜렷하게 알 수 있다. 여러분도 콜라겐이라는 말은 자주 들었을 것이다. 콜라겐이란 세포와 세포 사이의 지지 조직을 구성하는 단백질을 말한다. 콜라겐은 자외선을 너무 쐬거나 건조한 상태가 길게 이어지는 환경 변화 혹은 나이가 들면서 생기는 혈액 순환 장애나 호르몬 부족에 따라 감소한다. 그리고 콜라겐이 줄어들면 피부 조직을 구성하는 세포가 닳아서 끊어지기 때문에 피부가 처지거나 주름이 생기는 것이다.

이처럼 '세포의 양'이 줄어들면서 일어나는 노화가 있는가 하면, '세포의 수' 자체가 줄어들어 노화를 불러일으킬 때도 있다. 그 대표적인 예가 신경 세포의 노화이다.

신경 세포는 자신이 살아남기 위해 필요한 영양분을 세포 자체에서 공급한다. 그러므로 신경 세포는 나이가 들면 스스로 유지하기가 점점 어려워지고 결과적으로 세포의 수가 줄어든다. 또한 줄어든 세포는 복원할 수 없다.

그렇다면 이러한 세포의 노화 현상은 왜 일어나는 것일까?

노화의 원인에 대해서는 아직 정확히 밝혀지지 않았지만,

현재 다음 두 가지 설이 유력하다.

첫 번째 '프로그램 설'이라는 것이 있는데, 세포 분열의 횟수는 미리 유전자로 프로그래밍되어 있어서 어떤 시기에 도달하면 분열을 멈추기 위해 노화가 일어난다는 내용이다.

프로그램 설에 따르면 염색체의 말단에 위치하여 그것을 보호하는 역할을 맡고 있는 텔로미어라는 염기배열의 구조가 이 구조와 깊이 관련 있다고 한다.

세포 분열 과정에서는 DNA가 복제되는데, 텔로미어는 분열할 때 복제되지 않고 그때그때 짧아지다가 마침내 그것이 일정 길이 이하가 되면 분열을 멈춘다. 따라서 텔로미어의 길이를 재면 세포의 수명(분열의 한도 횟수)을 알 수 있다는 뜻도 된다. 그 이유 때문에 텔로미어는 '분열 시계'라 불리기도 한다.

그러나 인간의 경우 생식 세포만은 여러 번 분열을 반복해도 텔로미어가 짧아지는 일은 없다. 왜냐하면 생식 세포에는 텔로머레이스가 활성화되어 있는데, 어떤 시기부터 억제되어 활동을 멈춘다.

참고로 이 텔로머레이스는 암 세포와 밀접한 연관이 있다는 사실이 밝혀져 있다. 정상적인 세포는 텔로미어가 한계를 넘어 짧아지면 암 억제 유전자가 작용하여 세포 분열이 멈춘다. 그러나 돌연변이 등으로 유전자 텔로머레이스가 암 세포에 발현하여 활성화하면, 텔로미어가 긴 상태로 유지되기 때문에 계속 증식을 한다는 것이다. 이것이 암 세포는 죽지 않는다고 (분열을 멈추지 않는다) 하는 이유다.

두 번째는 '에러 축적설'이다. 이는 세포가 분열할 때 일정한 비율로 일어나는 돌연변이(에러) 때문에 DNA가 손상되는데, 그 복원 속도가 손상 속도를 따라가지 못하고 축적되어 세포의 기능 저하나 사멸로 이어지면서 노화가 일어난다는 추측이다.

에러가 일어나는 이유는 방사선이나 자외선, 화학물질 등 다양한 환경 요인을 들 수 있는데, 그중에서도 특히 '활성산소'가 큰 요인으로 추측된다.

우리가 살아가기 위해서는 산소가 반드시 필요한데, 인체에 들어간 산소가 에너지로 변환될 때 잔류물 같은 것이 나온다. 이것이 활성산소다.

인간의 몸에는 활성산소를 억제하는 요소가 있는데, 마흔 즈음부터 이 요소가 급격히 줄어들기 때문에 활성산소가 늘어나 몸의 이곳저곳이 산화하여 녹슨 듯한 상태가 된다. 또한 활성산소는 나쁜 콜레스테롤이 많아지게 하고, 인체에는 당뇨 외에도 다른 피해를 끼치며 여러 가지 노화 현상을 일으키는 원인 물질로 꼽히고 있다.

또한 노화의 원인이 되는 이 활성산소는 자동차 배기가스, 알코올 과다 섭취, 흡연, 스트레스, 과도한 운동, 불균형한 식사 등 일상적인 요인으로 더 잘 나타난다.

아무튼 세포에게 활성산소는 암과 어깨를 견주는 천적이라고도 할 수 있는 존재다.

사람은 마음이 먼저 노화한다

우리는 인간의 마음 혹은 정신이라는 개념을 일반적으로 추상적인 이미지로 생각하는데, 현대 의학에서는 인식, 의사, 감정 등 가시화할 수 없는 작용 혹은 기능으로 분류한다. 그리고 이러한 마음의 활동을 담당하는 곳이 대뇌다.

대뇌를 구성하는 주요 부위로는 전두엽, 측두엽, 두정엽, 후두엽, 해마 등을 들 수 있는데, 이들 부위는 각각 하는 일이 다르다.

전두엽은 의욕, 창조성, 감정, 문제해결, 이성과 관련이 있고, 측두엽은 언어나 형태 인식, 두정엽은 공간이나 숫자 인식, 후두엽은 시각, 해마는 기억으로 각각 심적 활동을 나눠서 담당한다.

그러나 우리는 보통 마음이라는 말을 들으면 '희로애락'이라는 '감정'을 떠올리지 않는가? 이렇게 인간만이 가진 특징인 '감정'과 깊은 연관이 있는 것이 전두엽이다. 다른 세포와 마찬가지로 뇌세포도 노화를 피할 수 없다. 구체적으로 말하면 위축되어 가는 것인데, 이 전두엽이 가장 빨리 위축된다.

나는 노년 세대를 전문으로 하는 정신과 의사다. 오랜 세월에 걸친 임상 경험에서 수많은 증거를 본 입장으로써, 뇌의 부위 중에 처음으로 노화하는 곳이 전두엽이라는 사실을 확신하게 되었다.

노화 때문에 뇌가 변화할 때는 기억력이 쇠퇴했다고 해서 해마가 가장 먼저 위축되는 것이 아니라 전두엽이 더 빨리 위축된다는 점이 의외였다. 이 말인즉슨, 치매보다 감정이 훨씬 더 빨리 노화를 시작한다는 뜻이다. 또한 나이가 들면서 체력이나 지력은 점점 떨어지지만, 경험으로 미루어봤을 때 감정이 더 빨리 쇠퇴한다는 사실도 알았다.

전두엽은 뇌의 부위 중에서도 가장 늦게 성숙하면서 가장 빨리 노화한다. 이르면 40대부터 노화가 시작된다. 그리고 해를 거듭하면서 의욕이나 창조력, 판단력 등이 감퇴하고 감정 억제가 힘들어진다. 그 진행 정도나 개인에 따라서도 차이가 있겠지만, 감정이 노화하면 일반적으로 사소한 일에 신경질을 내거나 스스로 무언가를 하려는 의욕이 감퇴하는 등의 변화가 생긴다. 의욕이 감퇴하면 타인이 있든 말든 혼잣말을 하거나 옷매무새를 신경 쓰지 않거나 쓰레기를 쌓아 두거나 방이 더러워도 내버려 두거나 요리를 한 후에 그릇을 그대로 싱크대에 두기도 한다. 한마디로 말하자면 만사가 귀찮아지는 것이다.

이렇게 감정이 노화해서 생기는 의욕 저하는 단순히 정신적인 면에서만 영향을 주는 게 아니라 머리나 몸을 쓰지 못하게 되기 때문에 육체적인 면에서도 다리와 허리가 약해져 로코모티브 신드롬(운동 기능 저하로 걷기가 힘들어지는 등 간병의 위험이 높아지는 상태)으로 이어진다.

게다가 전두엽이 본격적으로 망가지면 같은 말이나 동작을 반복하는 '보속증'이라는 현상이 일어나기 시작한다. 예컨대 문진을 할 때 '생일이 언제인가요?' 하고 물으면 '1912년 1월 1일입니다'라고 대답하는데, 이어서 '오늘은 며칠인가요?' 하고 물으면 '1912년 1월 1일입니다'라고 반복한다. 이것이 보속증이다.

이처럼 노년 세대에게 '감정의 노화'란 어떻게 보면 신체의 노화보다 더 심각한 문제라고 생각한다. 그러나 전두엽을 자주 쓰는 생활 습관을 몸에 익히면 감정의 노화를 늦출 수는 있다. 그 부분은 나중에 설명하겠다.

나이가 들면 다발하는 질병

인간은 나이가 들면 늙는다. 이는 거스를 수 없는 순리이다. 인간의 몸은 그렇게 만들어져 있기 때문이다. 물리학에는 온갖 존재란 시간의 경과와 함께 질서를 잃는다는 법칙(열역학 제2법칙: 엔트로피 증가의 법칙)이 있는데, 우리의 몸도 마찬가지로 늙으면서 세포 기능이 저하되고 몸의 시스템에 혼돈이 일어나 여기저기 고장이 잘 나게 된다.

다시 말하면 병에 잘 걸리고 회복하기도 힘들어진다. 그런 의미에서 나이가 들었다는 사실 자체가 병의 위험 인자라고도 할 수 있다.

개인차를 고려하더라도 60대 이상이 되어 신체 기능이 상승하기 시작했다는 이야기는 들어본 적이 없다. 물론 젊어서 병사하는 사람도 많다. 그러나 젊은 시절과 비교했을 때 노년 세대에는 병에 걸릴 위험이 훨씬 올라간다.

불교에는 '생로병사'라는 기본 개념이 있는데, 인간은 늙어서 병에 걸리고 죽음을 맞이한다는 뜻이다. '노(老)'와 '병(病)'과 '사(死)'는 부즉불리(不卽不離), 즉 서로 강하게 연관된 개념이라는 것이다.

이처럼 나이가 들면 신체 시스템은 노쇠하고 병에 잘 걸리게 된다. 그러나 노년에만 볼 수 있는 병이란 노쇠를 제외하면 거의 없다. 치매나 골다공증 등은 노인들만 걸린다는 이미지가 있는데, 40대나 50대에도 나타날 수 있다.

하지만 노인들만 걸리는 병은 아니어도 노년기에 특징적으로 나타나는 증상은 있다.

아래에 주로 많이 보이는 병태를 소개하겠다.

① 나이가 들면서 장기의 기능이 전반적으로 저하되기 때문에 한 사람에게 여러 가지 질병이 한꺼번에 나타나는 다발성 장기 부전이 많아진다.

② 70대 후반 이상의 노인들에게 자주 보이는 치매나 실족으로 인한 골절, 실금 등 청장년들에게는 거의 볼 수 없는 특유의 노년 증후군이 있다.

③ 면역 기능이 저하되기 때문에 젊은 시절과 비교해서 병에 잘 걸리고 낫기도 힘들어진다.

④ 병에 걸리면 체력이 감퇴하고 혼자 살면서 생기는 고독감 같은 사회적 요인까지 합쳐져 발생한 우울증이 삶의 질(QOL)에 지장을 초래하는 일이 많아진다.

⑤ 나이가 들면 사용하지 않는 부분의 기능 저하가 진행되기 때문에 뇌나 몸을 쓰는 사람과 그렇지 않은 사람은 그 기능에 젊은 시절 이상으로 개인차가 커진다.

이제부터는 노화와 더불어 발병하기 쉬운 주요 질환에 대해 간단히 해설하겠다.

치매(인지증)

노년 세대에게 치매는 종종 사람들 입에 오르며 걸릴 위험이 가장 가까이에 도사리고 있다고 인지된 병이 아닐까?

치매를 병명이라고들 생각하는데, 나는 뇌의 기능이 극단적으로 저하된 상태라고 생각한다. 죽음과 직결하는 병은 아니지만, 죽음과는 다른 의미로 치매에 대해 공포감을 가진 사람이 적지 않을 것이다.

치매의 가장 뚜렷한 증상은 기억 장애인데, 노화가 찾아오면서 누구나 경험하는 단순한 건망증과는 명확히 다르다. 치매란 뇌의 기질 장애에 따른 명확한 질환이다.

한 예를 들면, 단순한 건망증일 때는 아침에 뭘 먹었는지 깜박해도 식사를 했다는 사실은 기억한다. 그러나 중등도 치매일 때는 식사를 했다는 사실 자체를 잊어버린다.

치매의 가장 큰 위험 인자는 나이가 들었다는 점이다. 발병은 60대에 1~2%이지만, 85세 이후에는 급격히 늘어나서 40% 정도까지 오르고, 마지막에는 약 80% 이상의 사람에게 치매가 발병한다. 그리고 초고령 사회를 반영하여 앞으로는 점점 더 늘어나리라 예상된다.

치매의 원인이 되는 대표적 질환으로는 뇌혈관 장애, 루이 소체 치매, 알츠하이머병을 들 수 있다.

뇌혈관 장애형 치매는 뇌경색이나 뇌출혈 등의 혈류 장애 때문에 뇌 기능이 손상되어 치매가 나타나는 것인데, 원인 중 뇌경색이 70~80%를 차지한다. 기억 장애 외에도 언어 장애나 마비 등, 혈류 장애의 부위에 따라 증상이 달라진다는 특징이 있다. 옛날에는 이 타입이 많다고 추측되었는데, 지금은 그 비율이 줄어들어서 알츠하이머형 치매에게 그 자리를 넘겨주었다.

레비 소체형 치매는 뇌 뒤쪽에 있는 레비 소체라는 부위에서 기질 장애가 일어났을 때 나타난다. 알츠하이머형 치매의 특징과 더불어 파킨슨병과 흡사한 운동 장애를 일으킨다는 점이 특이점이다. 또한 환각이나 망상이 눈에 띄는 것도 특징이다. 초반에는 희귀 치매인 줄 알았는데, 현재는 치매 중 10% 정도를 차지한다고 추측된다.

알츠하이머형 치매는 노인성 치매의 약 80%를 차지한다. 천천히 진행되는데, 그 과정에서 뇌세포가 급격히 감소하여 뇌가 위축된다. 그 결과 인간만이 가진 고도의 인적 능력을 잃게 된다. 이 치매는 한 번 발병하면 진행을 멈출 수 없고, 아쉽게도 현재 완치 방법도 없다. 또한 어떻게 발병이 되는지, 그 자세한 구조도 아직 밝혀지지 않았다. 그러나 최근의 연구에서 알츠하이머병 환자의 뇌에는 베타 아밀로이드라는 단백질이 비정상적으로 변화하여 늘어나 있고, 뇌의 표면에 노인성 반점이라 불리는 검버섯이 퍼져 있으며 신경 세포에 신경원섬유라 불리는 실 조각 모양의 조직이 보인다고 보고되었다. 그리고 이 두 가지가 늘어나면서 신경 세포가 감소한다는 사실이 점점 밝혀지고 있다.

또한 치매는 원인이 되는 병의 차이와 함께 개인차가 크기 때문에 매우 다양한 증상이 나타난다. 그러나 중핵 증상이라 불리는 치매 환자들에게 공통적으로 볼 수 있는 증상이 있다. 주로 다음과 같은 장애이다.

① 기억 장애: 직전에 있었던 일을 기억하지 못하고 행동하는 도중에 행동의 목적을 잃어버리는 등 중증 기억 장애.

② 지남력 장애: 시간, 장소, 타인 인지 등 기본적 인식력 상실

③ 판단력 장애: 일반적인 상황 판단력과 대응력 상실

한편 중핵 증상 때문에 생기는 2차적 증상도 있다. 이 주변 증상은 개인차가 뚜렷해서 다양한 증상이 있는데, 주요 증상으로는 피해망상, 환각, 불안 신경증, 배회, 수면 장애, 과식 등 이상 섭식, 공격적 태도 등을 들 수 있다.

또한 알츠하이머형 치매에는 진행 상황에 따라 초기, 중기, 후기라는 단계가 있고, 그 단계에 따라 증상도 달라진다. 초기 단계에서는 가벼운 기억 장애를 보이거나 일상생활에서 작은 실수 등을 일으키게 된다. 중기 단계가 되면 기억 장애가 심해지고 지남력 장애나 판단력 장애 등 중핵 증상이 나타난다. 게다가 다양한 주변 증상이 나타나기 때문에 일상생활에 지장을 초래하여 간병이 필요해진다. 그리고 후기 단계에 접어들면 인격이 붕괴하거나 몸져누울 때도 있으며, 결국에는 죽음에 이른다.

앞서 설명했듯이 치매에는 결정적 치료법이라는 것이 없다. 그러나 초기 단계에 의사의 진단을 받으면 증상을 늦출 수 있는 몇 가지 요법이 있다.

초기 단계에는 구체적으로 인지 기능에 문제가 없고 일상생활에도 지장은 없지만 건망증이 갑자기 심해지고 그것을 타인에게 지적 받는다는 특징이 있다. 자신이 이러한 상태에 있다는 사실을 알아차렸다면 일단 의사의 진찰을 받는 것이 좋다. 최근에는 '건망증 외래'를 개설한 병원도 많아졌다. 기타 신경과, 신경내과, 노인과 등에서도 진찰을 받을 수 있다. 조기 발견, 조기 치료는 치매에 매우 효과적이므로 수상하다 싶으면 긴장할 필요 없이 가볍게 진단을 받아보도록 하자.

알츠하이머형 치매를 완치하는 약제는 없지만, 그 진행을 늦추는 약제로는 도네페질염산 등의 약품이 있다. 또한 한방약에도 베타 아밀로이드를 억제한다고 하는 것이 있으니 의사의 판단을 따르길 바란다.

그리고 어느 정도 증상이 진행된 단계에서는 약물 이외에도 회상 요법이라는 것이 있다. 아주 간단한 요법인데, 대화를 통해 환자의 과거 추억을 불러오는 방법이며 일반적으로는 가족이 할 수 있다. 기억 장애가 진행된 경우에도 옛 기억만은 남아 있을 때가 많아서 회상법을 꾸준히 오래 하면 아주 조금이라도 인지 기능이 개선된다는 사실이 밝혀졌다.

지금까지 설명했듯이 치매는 다른 병과 비교했을 때 특이한 면을 갖고 있다. 어느 정도 증상이 진행되면 치매에 걸린 당사자는 자신이 놓여 있는 상황을 인식하지 못한다. 바꿔 말하면 인식을 하지 않아도 되는 것이다. 따라서 주변에 부끄럽다는 감정 자체가 없으므로 증상이 진행된 치매 환자는 꿈속에 있는 것이나 마찬가지다. 그 단계까지 오면 환자 본인은 차라리 마음이 편하다고 할 수 있을지도 모르겠다.

우울증

우울증 하면 일반적으로 청년이나 장년을 떠올리기 쉬운데, 사실 노년의 우울증은 그 이상으로 많아서 정신과에서는 치매에 이어 환자가 많은 병이다.

근래 들어 우울증 환자가 늘고 있다. 물론 초고령 사회가 됐다는 것이 주요 원인이기는 하지만 폐쇄감이나 막연한 불안감을 가진 사람이 많아졌다는 것도 그중 한 원인이지 않을까 추측한다.

그런데 80세 이상, 이른바 '올드 올드'인 사람들을 접할 때 '이제 지쳤어. 어서 데리러 와 줬으면 좋겠어. 빨리 남편(아내)이 있는 곳으로 가고 싶어'라는 말을 자주 듣지 않는가? 그럴 때 본인이나 주변 사람들은 우울증을 의심해 봐도 좋다.

우울증은 그 증상이 치매와 아주 흡사하지만 고칠 수 있는 질환이라는 점에서 크게 차이가 있다. 우울증은 명확한 질환이지만 정신병은 아니다. 이 질환에는 특히 결정적인 원인이라는 것이 없고 몸과 마음의 복합적인 요인으로 발병한다.

기질적으로는 뇌에 생기가 없어진다. 다시 말해 노르아드레날린이나 세로토닌 등 신경전달물질이 감소하면서 뇌가 활성화하지 않는 것이 요인이다.

정신적인 면에서 우울증 발병을 일으키는 큰 원인 중 하나는 배우자나 부모 등 절친한 사람이 세상을 떠나거나 정년퇴직으로 회사에서 멀어지면서 생기는 강한 상실감이다. 그리고 가까이에 대화를 나눌 수 있는 사람이 없다는 현대사회 특유의 고독감이 또 다른 원인으로 꼽힌다.

우울증 발병은 다음과 같은 증상으로 의심할 수 있다.

① 심한 우울감이나 불안감

② 건망증 빈도가 높아진다

③ 사고력이나 집중력 저하

④ 의욕 감퇴

⑤ 흥미 상실

⑥ 정신 운동 제지(몸의 움직임이 완만해지고 말수가 적어지거나 목소리가 작아진다. 혹은 오히려 초조감이 강해진다.)

⑦ 자신에게 가치가 없다는 자신감 상실에서 오는 강한 죄책감

⑧ 식욕 감퇴

⑨ 수면 장애(조조 각성이나 숙면 장애 형태가 많다.)

⑩ 급격한 체중 변화

⑪ 죽음을 희망

　또한 노인이 되어 우울증에 걸렸을 때는 몸의 불편함을 자각하는 경우가 압도적으로 많은 듯하다. 예를 들면 위장에 문제가 있다거나 손발에 마비가 왔다는 등 여러 가지 증상을 호소하는데, 병원에서 진찰을 받았을 때는 이렇다 할 이상이 보이지 않는다면 대부분 우울증이다.

　나는 치매보다 자살에 이를 위험까지 있는 우울증이 더 심각한 병이라고 생각한다. 그러나 우울증은 누구든 걸릴 가능성이 있는 병인 반면 치료를 할 수 있기 때문에 의심스러울 때는 주저하지 말고 정신과나 심료내과에서 진찰을 받도록 하자. 내버려 두면 최악의 경우 자살로 이어질 수가 있다.

　우울증 치료에는 약물 요법, 정신 요법, 환경 조정 등이 있다. 그러나 지금까지 노인들의 정신 안정에 효과적인 약제로써 쎄로켈이나 리스페달이라는 약품이 처방되었는데, 최근 연구에서 이러한 약품이 환자의 수명을 단축시키는 경우가 있다는 사실이 밝혀졌다. 절대적인 약물 요법이란 존재하지 않고, 또한 약은 쓰지 않아도 된다면 더할 나위 없다. 그 부분은 정신과 의사와 상담하면서 치료를 하도록 하자.

죽음에 이르는 병

후생노동통계협회가 발행하는 《국민 위생 동향》에 따르면, 55~84세까지 일본인의 사망 원인은 악성 신생물, 심질환, 뇌혈관질환, 폐렴 순이고, 85~89세까지는 뇌혈관질환 대신 폐렴이 3위로 올라간다. 그리고 90~94세까지는 심질환, 폐렴, 악성 신생물, 뇌혈관질환 순이다.

악성 신생물이라는 이름이 거창해 보이는데, 요컨대 암이나 육종 등 악성 종양을 말한다. 이 악성 종양과 심장 쪽 질환 그리고 뇌 쪽 질환이 죽음에 이를 위험이 높은 3대 질환이다. 사실 이 3대 질환은 노인뿐만 아니라 젊은층에게도 위험이 크다. 그러나 노인이 될수록 당연히 그 사망 수가 많아지는 것뿐이다.

나중에 설명하겠지만, 노인이 되면 오히려 가장 주의해야 할 것이 폐렴이다. 폐렴에 걸리면 노인이라는 사실 자체가 사망 위험으로 이어지기 때문이다.

여기서부터 이 4가지 질환에 대해 간단히 설명하겠다.

악성 신생물(암)

악성 신생물은 환부가 종양 모양을 한 세포 집단이라고 해서 악성 종양이라고도 불린다. 현재 성인의 사망 원인 1위는 이 악성 종양이다. 악성 종양은 인체의 거의 모든 부위에서 나타나는데, 가장 많은 곳이 폐암이고 위암, 간암, 대장암으로 이어진다. 한편 발병 부위별 생존율은 유방암 90%, 자궁경부암 76.3%, 대장암 73.4%, 폐암 40.6% 순으로 이어진다.

악성 종양을 구성하는 암세포는 증식할 때 자율적으로 제한이 없고 주변 조직이나 장기에 들어가기도(침윤) 하며 멀리 있는 장기로 전이한다는 특징이 있다.

악성 종양은 증식 과정에서 무제한으로 영양을 흡수하기 때문에 몸이 급속도로 소모되며 정상적인 장기 조직까지 암세포로 만들기 때문에 기능 부전에 빠진다.

그런데 악성 종양의 반대말로 양성 종양이라는 말이 쓰인다. 양성 종양 세포는 악성과 마찬가지로 자율적으로 증식하는데, 무제한 증식력은 없고 발생한 곳에서만 증식하기 때문에 뇌 등 특정 부위를 제외하면 생명을 위협하는 일은 없다. 그러나 양성(비암성)이 악성(암성)으로 바뀌는 경우도 있기 때문에 양성과 악성의 경계가 반드시 명확한 것은 아니다.

악성 종양(그 대부분은 암이므로 이제부터 암이라고 표기)은 암 억제 유전자가 변이해서 기능 부전이 되는데, 이때 모든 세포핵 안에 존재하는 암 유전자가 깨어나서 정상적인 세포가 암세포로 변화하여 발생한다고 한다. 그러나 유전자 변이가 어떠한 구조로 일어나는지에 대해서는 지금도 여러 가지 설이 있어서 완전히 밝혀진 것은 아니다.

그러나 최근에 실시한 대규모 조사와 통계에서는 외부 환경에 존재하는 화학물질, 생활 습관 등 다양한 위험 인자가 지적되고 있다. 방사선 피폭이나 자외선, 담배나 알코올, 과도한 운동 등으로 체내에 발생한 활성산소가 유전자를 손상시키는 것이다. 그렇게 해서 유전자에 돌연변이가 일어나고 정상적인 세포가 암세포로 변화하여 발암에 이른다는 설이 유력하다. 그밖에 일부 암은 간염 바이러스나 헬리코박터 필로리균 등의 바이러스 및 세균이 발암의 원인이라는 사실도 밝혀지고 있다.

우리의 몸은 활성산소에 대한 항산화 기능, 유전자 손상에 대한 회복 기능, 돌연변이에 대한 세포 자멸,(제어된 세포의 죽음=아포토시스) 암세포에 대한 면역 세포의 공격 등 방어 기능을 갖고 있다. 그러나 그러한 기능군이 어떠한 원인으로 작동을 하지 않으면 발암에 이르게 된다. 특히 노인의 경우 그 위험이 높아진다. 또한 노인들은 암이 전이되는 게 아니라 여러 부위에 나타나는 일이 많은데, 이는 젊은층에서는 볼 수 없는 특징이다.

그런데 암이 곧 병이라는 것은 아니다. 사실 우리의 몸을 구성하는 약 60조 개의 세포 가운데 수천 개 단위의 유전자가 매일 병변을 하고 있다. 그러나 건강한 상태일 때는 면역력이나 자연 치유력이라는 항상성 시스템이 작동하여 반드시 악성 종양으로 변하는 것은 아니라는 사실을 최근 연구에서 밝혀냈다.

고령자의 몸을 자세히 살펴보면 암세포를 가진 사람은 결코 적지 않다. 그러나 그것이 곧 증상을 나타내고, 나아가 죽음의 방아쇠를 당기는 것은 아니다. 또한 같은 부위 같은 진행 단계에 있는 암 환자도 어느 환자는 반년도 채 지나지 않아 사망하는데, 또 다른 환자는 10년 이상 사는 일도 드물지 않다. 실제로 내가 매년 100명 이상의 사체를 해부하던 요쿠후카이 병원 시절을 거친 지견으로는 85세를 넘어서 몸 아무 데도 암이 없는 사람은 거의 없었다. 아무런 증상을 일으키지는 않지만, 죽음의 원인이 되지 않는 암을 노년의 사람들이 가진 경우가 의외로 많은 것이다.

암이 무섭게 여겨지는 이유 중 하나가 바로 전이인데, 확실히 전이의 유무는 암의 진행 단계를 판단하는 지표 중 하나다. 그러나 전이가 됐다고 해서 곧 병이 진행된다는 뜻은 아니다. 극단적인 경우에는 여기저기 전이를 해도 건강하게 사는 사람도 있다.

또한 노년에 접어들면 젊은 시절과 비교해서 신진대사가 떨어지기 때문에 암이 발병해도 진행이 느려져서 전이도 적어진다. 그러므로 당황해서 항암제를 투여할 필요는 없다. 수술도 몸에 대한 부담이 크기 때문에 반드시 해야 할 필요가 없을 때도 있다. 전에는 무조건 잘라내는 일이 많았는데, 현재는 의사도 무척 신중하게 지켜본다. 나 역시 적어도 노년 이후에는 암 치료에 따르는 부차적인 피해를 생각하면 괜한 짓은 되도록 하지 않는 편이 좋다는 입장이다.

이제부터 암 예방에 효과적이라는 사항을 간단히 설명하려고 한다.

균형 잡히고 변화가 있는 식생활.

금연.

과도한 음주 피하기.

짜고 매운 음식은 적게 먹기.

뜨거운 음식은 식혀서 먹기.

음식의 탄 부분은 먹지 않기.

음식에 난 곰팡이 조심하기

(수입 땅콩이나 옥수수는 특히 주의하기).

적당한 운동.

몸을 청결하게 하기.

생각해 보면 암은 신기한 세포다.

앞에서 설명했듯이 암세포(암 유전자)는 분열과 증식을 반복하는 이른바 슈퍼 세포라고도 할 수 있는 세포다. 그러나 돌연변이 때문에 활성화된 암세포도 우리 몸의 세포라는 사실에는 변함이 없다. 사람을 죽음에 이르게 하는 한편, 불로불사를 실현하는 세포이기도 한 것이다. 암세포의 본질을 생각했을 때, 무언가 생명의 존재에 대한 깊은 명제를 가진 듯한 생각이 들기도 한다.

심질환(心疾患)

심질환이란 심장과 관련된 질환의 총칭이며, 흔히 심장병이라고도 불린다.

여러분도 아시다시피, 심장은 혈액을 순환시켜 산소나 영양을 옮기는 펌프와 같은 역할을 담당하는 매우 중요한 장기이다. 따라서 심장에 문제가 생기면 때때로 위독한 상태에 빠진다.

심질환에는 여러 가지가 있는데, 노인에게는 협심증, 심근경색, 만성심부전, 급성심부전 등이 많이 생긴다. 이 가운데 급성심부전은 특히 사망률이 높아서 50세 이상에 사망하는 사람의 주요 사인이다.

이 급성심부전이란 심장의 펌프 기능이 급속히 떨어지면서 혈액이 막혀 폐가 울혈 상태에 빠지는 질환인데, 적절한 치료를 하지 않으면 죽음에 이른다.

또한 급성심부전에 이르는 원인으로는 심근경색(심근이 허혈 상태가 되어 괴사하는 질환)이 악화하는 경우가 가장 많다. 또한 만성심부전이 악화되어 급성심부전이 될 때도 꽤 많다. 심부전을 일으키는 원인으로는 감기 등의 감염증, 스트레스, 폭음폭식 등이 지적된다.

급성심부전에 이르기 전에는 심한 천식, 호흡 곤란, 피부나 입술 주변이 보라색으로 변색하는 치아노제 증상 등이 뚜렷하게 나타난다. 치료는 한시를 다툴 때가 많기 때문에 그러한 증상이 나타나면 바로 구급차로 병원에 이송해야 한다.

아무튼 급성심부전은 발병하고 나서 죽음에 이르는 시간이 짧기 때문에 평소부터 정기적으로 심장 검사를 받아 심장 상태를 확인하는 것을 추천한다. 미래의 심질환 예측 인자에 지나지 않는 콜레스테롤 등을 확인하는 혈액검사보다 현시점에서 심장을 둘러싼 혈관 상태를 알 수 있는 심장 검사가 훨씬 더 효율적인 검사다.

뇌혈관질환(腦血管疾患)

뇌혈관질환이란 뇌경색, 뇌출혈, 지주 막하 출혈 등 뇌 주변의 질병을 통틀어서 일컫는 말이며 악성 신생물, 심질환에 이어서 노인의 사망 원인 중 3위이다. 이중 갑자기 발병하는 것을 뇌졸중이라고 부른다.

뇌혈관질환 중에 약 60퍼센트는 뇌경색으로 뇌출혈이 30퍼센트, 지주 막하 출혈이 10퍼센트이다.

뇌혈관질환은 뇌동맥이 막히거나(허혈성질환) 찢어져서 출혈이 생겼을 때(출혈성질환) 발병하는데, 목숨을 건졌다 해도 손발이 마비되거나 언어 장애, 의식 장애, 운동 장애 등 후유증이 남는 경우가 많은 병이다.

허혈성질환인 뇌경색은 뇌동맥이 혈전(혈괴) 때문에 막히거나 동맥경화 때문에 혈관이 닫혀서 산소나 영양 공급이 정체되어 뇌조직이 파괴되는 병이다. 이 뇌경색을 일으키는 최대 원인은 동맥경화다. 동맥경화는 영양 부족이나 고혈압으로 혈관에 압박을 주는 등 다양한 요인이 겹친 결과 뇌동맥이 탄력을 잃고 약해지는 병이다. 동맥경화를 일으키는 주요 위험 인자는 고혈압, 고지혈증, 당뇨병 등 성인병이나 흡연을 들 수 있다.

다음으로는 출혈성질환으로 분류되는 뇌출혈과 지주 막하

출혈에 대해 살펴보자.

뇌출혈은 뇌일혈이라고도 하는데, 뇌동맥이 찢어져서 출혈하는 병이며 최대 원인은 고혈압이다. 출혈 자체는 자연스럽게 멈추지만, 흘러나온 혈액은 응고해서 혈종이 되어 주변을 압박하기 때문에 뇌 기능 부전을 일으킨다. 그러나 단백질 섭취량의 증가 등으로 혈관이 강해진 탓인지, 최근에는 거의 보지 못하게 되었다.

한편 지주 막하 출혈은 뇌의 표면을 덮는 3종의 막 중 한가운데에 있는 지주막과 연막 사이를 지나는 동맥이 파열하는 질환인데, 심한 두통 증상이 특징적이다. 뇌 자체가 출혈하는 것은 아니라서 후유증은 비교적 적지만, 죽음에 이를 위험이 높아서 환자 중 약 30퍼센트가 사망한다. 일반적으로는 뇌에 동맥류가 있는 경우에 일어나기 때문에 뇌 검사로 예견할 수 있다.

뇌혈관질환의 예방책으로는 금연, 비타민C 보급, 염분 억제, 적당한 운동 등이 있다.

폐렴(肺炎)

폐렴은 대표적인 급성감염증 중 하나이며 폐의 염증성질환을 통틀어 일컫는 말이다.

그러나 코로나 소동이 일어나기 전까지는 폐렴이라고 해도 젊은 사람이나 건강한 사람들은 그 무서움을 실감하지 못했을 것이다. 실제로 65세 이하의 연령에서는 폐렴이 사망 원인이 되는 일이 거의 없다.

그러나 60대 후반부터 폐렴 위험이 갑자기 높아져서 사망 원인 4위로 불쑥 올라간다. 또한 85세 이상에서는 뇌혈관질환을 제치고 3위에 올라 있다.

참고로 영유아 아이들도 노인과 마찬가지로 폐렴 사망 위험이 높다. 이는 체력이 없거나 쇠퇴했을 때와 면역력이 약하거나 저하되었을 때가 폐렴에 따른 사망 요인이라는 사실을 나타낸다. 아무튼 노인에게 폐렴은 아주 위험한 질환이라는 사실을 기억해 두자.

폐렴은 마이코플라즈마, 클라미디아 등 다양한 병원체 때문에 걸리는데, 가장 일반적인 병원체는 폐렴구균이라 불리는 세균이다. 또한 발병의 단독 원인이 되는 이러한 병원체 외에도 감기나 인플루엔자에 이어 같이 일어나는 경우도 자주 보인다.

그 외에 노인 특유의 폐렴으로는 오연성 폐렴이라 불리는 것이 있다. 식사 중에 음식이나 침은 보통 식도로 들어가는데, 가끔 잘못해서 기도로 들어갈 때가 있다. 그때 음식이나 침에 섞여 세균 등이 폐로 들어가 염증을 일으키기도 한다. 이것이 오연성 폐렴이다.

폐렴은 충분한 수면과 균형 잡힌 식사를 하고 천천히 먹어 오연을 막고, 양치질을 제대로 해서 입속을 청결하게 하는 습관을 들여 예방해야 한다.

또한 폐렴의 최대 위험 인자인 폐렴구균에 대해서는 예방 백신이 있는데, 사망 위험을 낮춰 준다는 것이 확인되었다. 특히 인플루엔자가 유행할 때는 인플루엔자 백신과 같이 쓰는 것을 추천한다.

나아가 신종 코로나 바이러스 때문에 생긴 폐렴도 그렇지만, 면역 기능이 높으면 예방 활동을 하기 때문에 폐렴에 걸렸을 때도 가볍게 넘어갈 수 있다. 고령자가 코로나로 많이 사망하는 이유도 나이가 들수록 면역 기능이 낮아지기 때문이라고 생각한다. 면역 기능을 높이려면 충분한 영양과 수면을 취하고 적당한 운동 그리고 스트레스를 되도록 줄이는 것이 중요하다.

노쇠라는 병

여기까지 죽음에 이를 위험이 높은 네 가지 질병에 대해 알아봤는데, 그밖에 노인만 가진 대표적 사망 요인으로 노쇠(老

衰)가 있다.

노쇠란 말 그대로 생체가 늙어서 쇠퇴하는 현상이다. 구체적으로는 온몸의 세포나 조직 기능이 저하되고 대사, 면역, 회복이라는 높은 차원의 중추 기능이 쇠퇴하여 항상성 유지가 곤란해지는 것을 말한다. 그렇게 해서 죽음에 이르는 것을 노쇠사 또는 자연사라고 부르고, 우리는 그것을 흔히 '수명이 다했다'라고 표현한다.

그러나 의학적으로는 노쇠사라는 개념 혹은 그 정의는 무척 불분명하고 막연하며 병명이라고 할 수도 없다.

왜냐하면 의료 진단에서 명확한 사인을 알 수 없는 고령자의 죽음은 모두 노쇠사로 분류하기 때문이다. 실제로 해부를 해보면 모든 장기가 노화하여 기능 부전이 되어 있는 것은 아니다. 노화에 따른 죽음의 원인은 여러 분류로 나뉘기 때문에 진단만 가지고는 하나만 짚을 수 없는 경우도 많다.

아무튼 원래 노쇠사로 분류되는 죽음에는 진단을 해서 병명을 특정하지 못했더라도 실제로는 어떠한 사인이 분명 있을 것이다. 따라서 노쇠사란 '일반 진단으로는 병명을 특정하지 못한 고령자의 죽음'으로 정의할 수 있을 것 같다.

흔히 '대왕생(괴로움 없이 평안하게 죽는 것-불교용어)'이라고도 불리는 노쇠사는 이른바 '핀핀코로리(팔팔하다는 뜻

의 핀핀과 쓰러지는 모양을 뜻하는 코로리의 합성어로 팔팔
하게 살다가 갑자기 죽는 것)'와 나란한 선상에서 일반적으로
이상적인 죽음이라 여겨지는 모양이다.

핀핀코로리와 넨넨코로리

그런데 노인들 중에는 '팔팔하게 살다가 떠나고 싶다'는 말을
하는 이가 많은 듯하다. 죽기 직전까지 쌩쌩하게 살다가 죽
을 때는 갑자기 떠나고 싶다(핀핀코로리)는 바람인데, 구체
적으로는 급성심부전으로 급사하는 '돌연사'를 뜻한다.

참고로 누가 처음에 말했는지 모르겠지만, 핀핀코로리와
반대되는 말로 몸져누웠다가 잠든 듯이 죽는 것을 나타내는
말은 '넨넨코로리'라고 한다.

핀핀코로리, 이 농담 따먹는 듯한 말을 생각해 낸 사람은
나가노현에 사는 고등학교 교사 기타자와 도요하루 씨이다.
기타자와 씨는 체육 교사였는데, 1980년에 나가노현의 요
청을 받고 사회 교육 주사로 파견된 이나군 다카모리마치의
루리지(절이름)에서 건강 장수 체조를 고안했다. 그 체조에
'PPK(핀핀코로리)운동'이라는 이름을 붙이고 보급에 힘썼다.
나가노현은 남성의 평균 수명이 전국 1위인 현이다. 그중에
서도 사쿠시는 장수로 유명한데, 그곳에는 '핀코로 지장보살'

까지 세워졌다고 한다.

아무튼 기타자와 씨가 고안한 건강 체조보다 PPK라는 이름이 더 유명해지는 바람에 눈 깜짝할 새에 고령자의 이상적인 죽음으로 받아들여지게 되었다.

확실히 간병 때문에 생기는 육체적 금전적 부담을 가까운 사람에게 주지 않는데다가 죽음에 대한 공포도 느끼지 못하고 순식간에 떠나는 PPK를 원하는 마음은 이해가 가기도 한다. 또한 죽음을 유머러스하고 밝게 상대화한 듯한 이미지도 이 말이 호감을 부른 이유일지도 모른다.

그러나 PPK도 마냥 좋기만 한 것은 아니다. 갑자기 죽게 되면 미리 가족에게 인사를 하지 못하고, 원하던 일이나 해야 하는 일을 하지 못하며 만나고 싶었던 사람도 만나지 못한다. 게다가 자신의 인생을 되돌아보며 회상에 잠길 틈도 없다. 그리고 살짝 비속한 예이긴 하지만, 가족을 포함해서 다른 사람에게 보이고 싶지 않은 사진이나 동영상을 컴퓨터에 저장해 놨을 때는 죽은 후에 사람들에게 공개되는 등, 별로 기쁘지 않은 일도 일어난다.

무엇보다 기타자와 씨의 원래 의도는 갑자기 떠난다는 것보다 팔팔하게 산다는 것에 있었다. 삶의 질(QOL)을 가능한 길게 유지하기 위해 안티에이징을 목적으로 건강 체조를 보급시키고 싶었던 것이 아닐까?

한편 '넨넨코로리(NNK)'는 일반적으로 부정적인 이미지가 강한 듯한 인상이 있다. 그러나 PPK에 가깝게 사망하는 것으로 추측되는 사례는 전체의 3퍼센트밖에 되지 않는다. 다시 말해 대부분의 사람은 NNK로 죽음을 맞이한다는 뜻이다. 따라서 지극히 확률이 낮은 돌연사를 바라기보다는 병이나 죽음을 똑바로 마주보고 받아들이는 정신을 갖추는 것이 중요하다. 죽음을 맞이할 때까지 스스로 느낄 수 있는 일정 시간이 생기는 것은 나쁜 일이 아니다. 그동안에 여러 가지를 생각할 수 있는 유예 기간이 주어지는 것이기 때문이다.

주변에 폐를 끼치고 싶지 않다는 마음을 모르는 것은 아니다. 그러나 대부분의 사람은 나이가 들면 병에 걸리고 간병 등의 지원을 필요로 하는 것이 현실이다. 거듭 말하지만, 폐를 끼치기도 하고 받기도 하는 것이 인생이니 혼자 끙끙 앓을 필요는 없다.

이렇게 지금까지 고령자들이 많이 걸리는 병에 대해 알아봤는데, 병에 걸리지 않는 것만큼 좋은 일은 없다. 그러나 인간은 반드시 병에 걸리고 죽음을 맞이한다. 그렇다면 병이란 단순히 괴롭기만 하고 아무런 의미가 없는 것일까? 나는 그렇게 생각하지 않는다.

우리는 병으로 많은 것을 배운다. 병은 인생에 대해 깊게 사색할 기회를 준다. 병에 걸려 처음으로 건강의 소중함을 깨닫는다. 평소에는 잊고 살기 쉬운 남의 배려나 다정함을 새삼 깨닫게 되고, 또한 타인의 아픔까지 이해할 수 있다.

살짝 종교 느낌이 나는 표현이지만, 살아 있기 때문에 병에 걸리는 것이다. 그리고 병에 걸린다는 것도 우리 인생의 일부이며 거기에는 어떠한 의미가 담겨 있을 것이다. 우리 인생의 모든 의의가 결코 즐거운 것에만 있는 것은 아니다. 난처한 상황이나 고통으로 가득한 시간도 우리의 삶에 깊은 배움을 가져다주지 않을까?

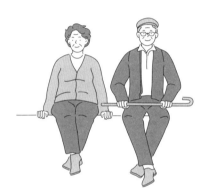

제3장

마음을 가다듬는 법

'건강한 신체에 건강한 정신이 깃든다.'

유명한 말이다. 이는 고대 로마의 풍자시인 율리우스의 《풍자 시집》에 나오는 구절이다. 사실 율리우스는 '많은 사람들은 부나 영광, 장수나 미모를 신에게 기도하지만 이 모든 것은 몸의 파멸로 이어지기 쉽다. 욕심을 버리고 소원을 빈다면 몸과 마음의 건강을 빌어라'라는 말을 하려던 것이고, 이는 일종의 경고라고도 할 수 있었다. 그러나 그 후에 이 말은 글자 그대로 '건강한 몸이 있어야만 좋은 정신을 가질 수 있다'라고 해석되었다. 그런데 그대로 읽으면 신체장애인을 차별하는 말이 될 수도 있어서 현재에는 몸과 정신이 밀접하게 관련이 있다는 것을 나타내는 말로 쓰이고 있다.

확실히 마음(정신)과 몸은 서로 영향을 끼친다. 마음의 불편은 몸의 불편으로 이어지고, 몸의 불편은 마음의 불편으로 이어진다. 한 인간에게 마음과 몸은 분리할 수 없다는 것이 현대 의학의 상식이다.

마음이나 정신은 전두엽을 비롯한 뇌의 부위가 제어한다는 이야기를 앞서 설명했다. 따라서 엄밀히 따지면 마음의 움직임도 신체 활동의 일부라고 할 수 있다.

그렇다고는 해도 일반 개념이나 의학상 구분에서 마음(정신)과 기타 신체 부위는 나눠서 보고 있다.

이 장에서는 노년기에 생각할 수 있는 마음 건강에 대해 서술하려고 한다.

불안은 항상 따라다닌다

인간이라면 정도에 차이는 있을지라도 누구나 불안감을 갖고 살아간다. 노년 어르신들도 그때까지 살았던 인생을 되돌아봤을 때, 정신적인 의미로 작은 위기와 큰 위기가 몇 번이나 있었을 것이다. 다시 말해 불안이란 인간의 속성이라고도 할 수 있는 필연적인 감정이다.

그런데 불안은 심한 마음의 병을 일으키는 계기가 되기도 한다. 불안감이 높아지면 때때로 심신증이나 불안신경증, 우울증 등을 일으킨다.

나는 불안감을 가진 환자를 치료할 때, 모리타 요법이라 불리는 '마음 치료법'을 높게 평가한다.

모리타 요법이란 1919년에 정신과의인 모리타 마사타케 박사(1874~1938)가 창시한 요법이다. 모리타 박사는 저서 《신경쇠약과 강박관념의 근치법》에서 치료의 주된 목표를 '그냥 그대로 있어도 좋다, 그대로 있는 것 말고 다른 방법이 없다, 그대로 있어야 한다'라고 서술했다. 여기서 모리타 박사가 말하는 '그대로 있는 것'이란 결코 '그대로 방치한다'는 것이 아니라 '증상을 받아들이는 것'이다. 그런 다음, 삶의 욕망을 발휘하게 하여 마음의 병을 치료하는 것이 모리타 요법이다.

또 거듭 말하지만 살아 있는 이상 항상 불안은 따라다닌다. 그러니 불안감을 없애기보다는 불안감이 있다는 사실을 있는 그대로 받아들인 후에 삶의 의욕을 되찾는 것이다. 바꿔 말하면 불안감과 어울려 함께 사는 것이 모리타 요법의 콘셉트다.

전통적인 사생관과 종교적 감성을 생각했을 때, 모리타 요법은 특히 동양인에게 딱 맞는 정신 요법으로 높게 평가하고 싶다. 모리타 박사가 환자의 '완치'를 '득도'라는 말로 표현했다는 점은 매우 시사적이다.

한편 현재의 정신 의료는 모리타 박사가 살았던 시대와 비교하면 장족의 발전을 이루었다. 모리타 박사가 살던 시대에는 원칙적으로 입원 치료를 했고 약제도 거의 투여하지 않았는데, 현재에는 주로 통원 치료를 하고 약제도 개발되었다.

그렇기 때문에 당연히 나도 모리타 요법을 옛날 방식 그대로 치료에 쓰는 것은 아니다. 그러나 우울증을 비롯한 마음의 병이 발병하기 전에 불안감을 안고 있는 환자에게는 모리타 요법이 여전히 효과적이라고 생각한다. 실제로 요즘에는 모리타 요법에서도 외래 요법이 많이 쓰이고 있다. 다시 말해 불안감을 없애려는 환자를 포기하게 만들고, 오히려 행동으로 옮기게 하는 일련의 과정에 중점을 두는 것이다.

비단 노년의 사람들에게만 해당되는 이야기는 아니지만, 마음의 병을 예방하려면 먼저 불안감을 상대화해야 한다. 그때 혼자서 끙끙 앓지 말고 누군가에게 털어놓도록 하자. 타인의 의견을 들으면 혼자만의 생각에서 해방되어 불안한 상태를 객관시할 수 있기 때문이다. 불안한 일만 걱정하지 말고 지금 일어나는 상황의 해결 방법을 긍정적으로 생각하다 보면, 불안하게 생각했던 것이 의외로 편하게 다가오는 일이 많다. 이러한 일련의 과정을 거치면서 불안감을 해소하는 일은 보기 드문 일이 아니다. 그러다가 삶의 의욕이 불쑥 생기는 것이다.

노년기에 생기는 여러 가지 불안

노년기의 불안으로는 어떤 것이 있을까?

물론 불안감의 원인은 사람마다 천차만별이지만, 일반적으로는 노후의 금전적인 불안, 핵가족화와 배우자의 죽음에 따른 고독감, 치매를 비롯한 병에 대한 불안 그리고 그 뒤에 오는 죽음에 대한 막연한 불안 등을 들 수 있지 않을까?

개인차는 있지만, 뇌기능이 점점 떨어지는 노년이 되면 스트레스를 잘 받는 사람은 불안감이 우울증 등 마음의 병으로 이어지기가 쉽다. 또한 정신력이 비교적 강한 사람이라도 불안감을 의식하면서 하루하루를 보내면 결코 좋은 기분이 들지 않을 것이다. 이렇게 노년이 된 후에 생기는 불안을 대처할 때도 모리타 요법의 기본 콘셉트를 응용할 수 있다.

예를 들면 노년에 접어들어 자산이 부족해서 연금만으로는 생활비도 넉넉지 않고 앞으로 살아갈 것을 생각하면 불안감만 들 경우이다. 먼저 불안의 원인이 돈, 즉 생활비 문제라는 사실을 확실히 인식해야 한다. 다음으로 생활비 문제를 어떻게 해결할 수 있을지 냉정하게 생각하고 매달 얼마나 부족한지 계산한다. 그리고 바로 부족한 만큼 보충하기 위한 행동에 옮긴다. 직업소개소 혹은 지인에게 소개를 받아도 좋으니 일을 찾아보는 것도 좋다. 현재 간병의 세계는 만성적으로 일손이 부족하므로 그렇게 급여가 세지는 않더라도 충분히 일을 얻을 수 있다.

그렇다면 병 때문에 몸이 마음처럼 움직이지 않거나 일을 하지 못하는 경우에는 어떻게 할까? 주저하지 말고 생활 보호를 받자. 생활 보호는 국민의 정당한 권리이며 부끄러운 일이 아니다. 누구든 살아 있으면 궁지에 몰릴 가능성은 있다. 절차를 모른다면 관공서에 연락해서 이해가 될 때까지 꼼꼼하게 설명을 들으면 된다. 관공서 직원들은 그게 일이기 때문에 폐를 끼친다는 생각은 할 필요가 없다. 그때까지 지불한 세금을 돌려받는다고 생각하자.

그런데 불안은 끙끙 앓아도 어쩔 수 없는 측면도 있다. 아무리 고민해도 어제는 다시 돌아오지 않고 내일 일은 아무도 알 수 없다. 그것이 인생의 실상이다. 요컨대 과거에 일어난 일은 어쩔 수가 없다는 것이다.

한 예를 들어보자. 자신이 오랫동안 경영해 온 회사나 가게가 파산했다. 확실히 충격이 클 것이고 앞으로 다시 일어나려 해도 나이를 생각하면 도저히 어렵겠다는 생각이 들 것이다. 그럴 때 '그때는 이렇게 할 걸, 이렇게 했으면 파산은 안 했을 텐데' 하고 후회한들 파산했다는 사실은 뒤집을 수 없다.

이러한 경우에도 먼저 파산이라는 사실을 객관시하고 이미 지난 일로 끙끙 앓아도 할 수 있는 일은 없다는 사실을 확실히 인식하자. 그리고 믿을 수 있는 사람들에게 상담하면서 사후 처리를 생각하고 몇 가지 선택지 가운데 최선의 방법을 정해 곧장 행동으로 옮긴다. 그렇게 번거로운 처리가 모두 끝나면 왠지 개운한 기분과 함께 불안감은 누그러져 있을 것이다. 바로 행동하는 것은 아주 중요하다. 움직이면 어떠한 변화가 일어난다. 행동하는 것에는 불안감을 완화하는 효과가 있다. 다음으로 새로운 생활을 생각하기만 하면 되는데, 그때도 불안감을 상대화하고 대처 수단을 생각해서 행동하라는 모리타 요법의 콘셉트는 그대로 응용할 수 있다.

경영하는 회사나 가게가 잘되어 유복했던 시절이나 근사한 집에 살면서 고급차를 몰고 고급 클럽에서 호화롭게 놀았던 기억, 혹은 젊은 애인을 몰래 만났던 시절이 떠올라 암담한 기분에 젖어 기운이 쭉 빠졌을지도 모른다. 그러나 마냥 한숨만 쉬고 있어 봤자 화려한 생활은 다시 돌아오지 않는다. 그리고 이제는 크게 변화할 앞날을 생각하면 눈앞이 깜깜해 질 것이다. 그럴 때는 과거의 화려한 생활 그 자체를 상대화 해 보자.

무슨 말인가 하면, 그렇게 살면서 정말 행복했는지 객관적 으로 생각해 보는 것이다. 엉덩이만 붙이고 있어도 몇 만 엔 은 그냥 나가는 고급 클럽에서 예쁜 아가씨들에게 입 발린 소 리를 들으니 신이 났을지도 모른다. 그러나 돈이 없어지는 순 간 뒤도 돌아보지 않고 갈 사람들이다. 딱히 자신에게 호감이 있어서 상대했던 것이 아니라는 것쯤은 냉정하게 생각하면 바로 알 것이다. 게다가 그런 장소에서 나눴던 대화도 참 공 허하기 짝이 없을 것이다. 애인이라고 다를까? 돈으로 이어 진 관계는 그저 허무할 뿐이다. 근사한 집이나 물건들도 평소 에는 의식할 일이 없다. 비바람을 피해 안심하고 잠들 수 있 는 '집'에 필요한 본질적인 기능은 근사한 집이든 검소한 집이 든 다를 게 없다. 물건이 확 줄어들었다면 불필요한 것들을 싹 정리해서 말끔해졌다고 시점을 바꿔서 생각할 수 있을 것 이다.

또한 유복했을 때는 먼저 다가와서 비위를 맞췄을 많은 사람들 중 대부분은 돈이 없어진 순간 떠나간다. 그런 사람들은 애초에 자신에게 필요 없는 사람들이었던 것이다.

이처럼 냉정하게 생각하면 그때까지 깨닫지 못한 사실들이 보이기 시작한다. 사실 우리 생활 속에 진정으로 필요한 사람이나 물건은 아주 적다. 그리고 행복이라는 개념은 어디까지나 상대적인 개념이라서 생각 하나로 얼마든지 변화할 수 있다.

옛 생활을 객관시한 다음, 앞으로 시작할 생활을 긍정적으로 그려 보자. 그러면 새로운 인생의 지평이 눈앞에 펼쳐질 것이다.

저렴한 재료로 음식을 얼마나 맛있게 만들 수 있는지 궁리해 보라. 창의적이고 재미난 일 아닌가? 어디에서 살까 생각해 보는 것도 즐겁다. 책을 좋아한다면 도서관 근처는 어떨까? 책과 잡지를 언제든 공짜로 볼 수 있다. 또한 바쁜 일상에 치여서 대화도 제대로 못했던 아내(남편)와 먼 옛날 젊고 가난했던 시절에 만났던 추억을 떠올리며 샌드위치라도 만들어 둘이서 소풍을 떠나는 것도 좋을 것이다. 생활 환경이 달라 소원해졌던 학창 시절의 친구와 값싼 술집에서 옛 우정을 다지며 한잔 기울이는 건 어떨까?

유복했던 시절에 이렇게 사소한 행복을 생각했던 적이 있었을까? 돈으로 할 수 있는 일도 물론 있겠지만, 분명 돈으로 얻지 못하는 행복도 있는 법이다. 가만히 주위를 둘러보면 행복은 여기저기에 흩뿌려져 있다. 그런 의식을 갖고 행동하면 돈을 들이지 않아도 행복을 얻을 수 있다.

여기서는 파산이라는 다소 극단적인 예를 들었는데, 앞에서 설명했듯이 불안감이나 걱정거리에 대처하는 눈은 다른 케이스에도 응용할 수 있을 것이다.

아무튼 인생에서 발생하는 모든 일들에는 양과 음이 있다는 사실을 알아야 한다. 옛 어른도 '화와 복은 마치 꼬아 놓은 새끼줄과 같다'고 하지 않았는가. 인간의 일생에서 재앙과 행복은 표리일체이다.

모리타 요법의 키워드 중에 '집착'이라는 말이 있다. 확신이 너무 강한 나머지 발생한 일을 모두 부정적으로만 생각하는 것이다. 그것이 바로 집착이다. 마이너스 사고에 구애받으면 불안감은 더 부풀어 올라 마음의 병으로 변한다. 이 집착에서 벗어나려면 새로운 일이나 좋은 일이 일어날 가능성만 추구하는 플러스 사고를 마음 깊이 새겨 두자.

이별의 슬픔

누구나 소중한 사람과의 이별은 괴롭고 힘들다. 가족이나 친한 친구와 사별하여 생기는 상실감은 큰 스트레스가 되고, 사람에 따라서는 우울증을 일으키기도 한다. 실제로 근래에도 아내의 죽음을 계기로 자살을 택한 유명 평론가도 있었다. 또한 사별이 아니더라도 가까운 사람이 앞으로 만나기 힘들 만큼 먼 곳으로 떠날 때도 비슷한 심리 상태에 빠진다.

이별 후에 따르는 이런 상실감이나 스트레스를 뿌리부터 뽑기란 어떤 정신 의료를 써도 불가능하다. 그나마 할 수 있는 건 그러한 불안 감정을 완화하는 것뿐이다.

이별 때문에 생기는 부정적인 감정은 역시 그 이별 자체를 상대화함으로써 완화할 수 있다.

불교에 '생자필멸 회자정리(生者必滅會者定離)'라는 말이 있다. '산 사람은 반드시 죽음을 맞이하고, 만난 사람은 반드시 이별한다'라는 뜻인데, 단순하면서도 인생의 진리를 꿰뚫는 말이다. 평소부터 이러한 인생의 깊은 주제에 대해 생각하는 습관을 들이면, 이별 때문에 정신적 위기가 찾아왔을 때를 대비해 내성을 기를 수 있을 것이다.

참고로 당대(唐代)의 방랑 시인 우무릉은 '권주(勸酒)'라는 시를 지었다. (저자가 직접 번역)

권군금굴치(勸君金屈卮, 그대에게 금빛 잔을 권하오)

만작불수사(滿酌不須辭, 찰랑찰랑 가득 찬 이 잔을 사양
　　　　말고 받으시게)
화발다풍우(花發多風雨, 꽃이 피면 비바람으로 흩어지니)
인생족별리(人生足別離, 인생에는 으레 이별이 따라다닐
　　　　세)

이 한시는 작가 이부세 마스지(1898~1993)가 다음과 같이
의역을 하면서 일본에서도 널리 알려지게 되었다.

이 술잔을 받아주게
넘실넘실 따르게 해주게
꽃이 피면 폭풍이 치듯이
이별만이 인생일세

시인이자 극작가인 데라야마 슈지(1935~1983)는 에세이에
서 이 의역 덕분에 수많은 정신적 위기를 극복할 수 있었다고
썼다.

고독에 대해 생각하다

이제 고독에 대해 생각해 보자. 이 고독이라는 개념은 우리

정신과 의사들에게는 상당히 까다롭다. 나중에 설명하겠지만, 고독에는 인간의 실존적인 주제가 들어 있다. 그래서 단순히 의료 기술만 가지고 접근하는 것이 아니라, 철학이나 사상의 영역까지 넓혀서 생각해야 할 때가 있다.

고독을 즉물적으로 정의하자면 '타인과 접할 일이 없는 상태'를 말하는데, 물리적인 측면에서 보자면 독방에 장기간 격리된 경우처럼 매우 드문 케이스를 제외하고는 평범한 삶을 살면 일어나기 힘든 일이다. 일반적으로는 자신에게 관심을 갖고 이해해 주는 타인이 없을 때(혹은 그렇게 믿을 때) 느끼는 소외감에서 오는 불안한 심리 상태를 고독이라고 부른다. 그래서 주변에 사람들도 많고 일상적으로 접할 기회가 많아도 고독감을 느끼는 경우가 꽤 있다

노년이 되면 정년이 찾아오고, 또 나이가 들면서 가까운 사람들의 죽음을 맞이하는 일이 조금씩 늘어난다. 정년이라는 이유로 회사라는 유사 가족 공동체에서 뚝 떨어져 나오거나 마음이 통하던 소중한 사람과 사별을 하면 인간은 깊은 고독감을 느낀다. 그리고 고독감이 깊어지면 심경에 변화가 생긴다. 이렇듯 이별 때문에 찾아오는 고독은 어떻게 보면 한눈에 알 수 있는 심리적 스트레스라고 할 수 있을 것이다.

그런데 꼭 이별을 하지 않아도 고독감은 생기기 마련이다.

일반적으로 자아에 눈뜬 인간이라면 누구나 가질 수 있는 고독감이 있다. 꼭 노년에만 생기라는 법은 없지만, 대부분의 고독감은 앞서 설명했듯이 자신이 회사에서 소외되었다는 감각을 느꼈을 때 생겨난다.

소외감을 느끼기 쉬운 사람은 주위 사람들에게 자신을 맞추려는 동조 압력을 항상 안고 있다. 한편으로는 자신이 인정받기 바라는 승인 욕구도 갖고 있기 때문에 잠재적이라고는 해도 주변에 왠지 모를 위화감을 느꼈을 때, 내부에서 심각한 스트레스가 생기는 것이다. 그 결과 정체성이 크게 흔들리고 고독감에 시달리게 된다.

고독 때문에 생기는 스트레스가 점점 심해지면 때로는 알코올이나 섹스, 도박 등에 중독되기도 한다. 이러한 중독에 빠지면 뇌 안에 도파민이라는 쾌락 물질이 대량으로 분비되어 일시적으로 스트레스를 잊을 수 있기 때문이다. 그러나 당연한 소리지만 그래도 고독감은 사라지지 않는다. 오히려 고독은 더 깊어지는데다가 몸과 마음을 조금씩 좀먹게 되는 것이다.

또 이 이야기인가 싶을 수도 있지만, 이러한 고독감에 대처할 때도 모리타 요법의 치료 콘셉트를 활용할 수 있다.

이제는 알 것이다. 고독감이라는 것은 누구나 느낄 수 있는 감정이라고 순순히 받아들이고, 오히려 어떻게 하면 행복하게 살 수 있을지 생각하고 행동하는 것이다.

소외감 때문에 고독이 생겼다면 먼저 과도한 동조 압력을 스스로 의식해서 떨어뜨려야 한다. 인류는 살아남기 위해 고도의 관계성을 가진 집단을 형성했고, 그것을 사회화시켜 왔다. 인간이 사회적 동물이라고 불리는 이유다. 그렇기 때문에 어떻게든 타인과 얽히는 관계 속에서 최소한의 협조성이 필요한 것이다. 그러나 협조와 동조는 언뜻 비슷해 보이지만 전혀 다른 개념이다.

사회생활을 하는 이상 인간은 누구나 어떠한 동조 압력을 느끼면서 살아간다. 그렇지 않으면 사회생활에 지장을 초래하기 때문이다. 그러나 그것이 타인과의 관계에서 과하게 익숙해지면, 본래의 자신과 변한 자신 사이에서 정신적 대립이 발생하여 스트레스를 안게 된다. 상대방이나 집단이 어떤 말이나 행동을 해도 늘 생글생글 웃으면서 동조한다고 생각해 보자. 확실히 어물쩍 상황을 넘기기에는 편하다. 그러나 이러한 부화뇌동이 정신적으로 자리를 잡으면 스트레스가 쌓이고 소외감을 느끼는 건 당연하다.

애초에 인류가 탄생한 이래로 인간은 한 사람 한 사람 단하나뿐인 오리지널 존재이다. 서로 닮은 부분이 있다손 치더라도 한 인간으로서 자신과 똑같은 개체는 존재하지 않는다. 그리고 그 정신도 각각 고유하다. 평소에는 잊고 살기 쉽지만 엄연한 진리이다. 진리는 항상 단순하다.

확실히 인간 사회에서 협조성은 필요할지도 모르지만, 그것도 정도의 문제이고 어디까지나 자신의 정체성을 무너뜨리지 않았을 때 할 수 있는 이야기다.

제1장에서 사토 아이코 씨 이야기를 했는데, 누구나 사토 씨처럼 살 수 있는 건 아닐 것이다. 그러나 소외감에서 오는 고독을 회피하기 위해서는 '나는 나, 남은 남'이라는 의식을 갖고 타인과 다른 자신을 긍정해야 한다.

그런데 보통은 친구가 많으면 고독감이 사라진다고 생각하는 사람이 많은 듯한데, 그것은 오해다. 단순히 어울린 적이 있는 타인을 '친구'라고 한다면 주변에 친구가 몇 십 명이든 인터넷으로 친구가 몇 백 명이든 상관없이 고독감에서 해방되는 일은 없다. 그런 식으로 사귀는 친구가 많을수록 그것이 표면적인 우정일 뿐이라고 느낀 순간에 오히려 더 깊은 고독감에 빠진다. 물론 자극을 얻는다는 관점에서 보면 많은 사람과 어울리는 게 나쁜 일은 아니지만, 그것은 또 이야기가 다르다.

심금을 울리는 무언가를 함께 나눈다는 감각, 서로 이해할 수 있는 관계다. 그러한 사람이 진정한 친구라고 부를 수 있는 존재가 아닐까? 그런 존재는 부모형제나 처자식이 대신할 때도 있다. 아무튼 나라는 인간을 인정하고 이해해 주는 타인이 한 사람이라도 있을 때 소외감은 크게 누그러질 것이다. 특히 노년이 되면 친구라고 부를 수 있는 타인의 존재가 무척 소중하다고 여기는 사람이 많지 않을까?

일부 예외를 제외하고, 일반적으로 인간은 고독에 대한 내성이 강하지 않다. 그렇기 때문에 타인과의 관계성을 더 추구하는 것이다. 부모자식의 정, 이성과의 사랑, 친구와의 우정이다. 그러한 관계성은 너무 깊이 생각하면 환상일 뿐일지도 모른다. 그러나 인간은 물이나 공기와 마찬가지로 그러한 '관계성에 대한 환상'을 본능적으로 필요로 하는 존재인 것이다.

고독은 그리 나쁘지 않다

아주 드물기는 하지만, 소외감이나 고독감을 느끼지 않는 사람도 있다. 스스로 소외를 당해서 고독하다고 생각하지 않는 한, 고독과는 인연이 없는 것이 당연한 이치이다.

여기서 내가 아는 60대 중반의 남성 이야기를 하나 소개하겠다.

그는 중독까지는 아니지만 술을 좋아한다. 일상생활에서

특별히 남들과 잘 어울리지 못하는 건 아니지만 대체로 술은 혼자서 마신다고 한다. 그리고 그가 자주 가는 술집은 여성이 없는 카운터 바인데 바텐더도 먼저 말을 걸지 않는 이상 말 시키는 일은 없다. 그의 표현을 빌리자면 손님을 내버려 두는 요컨대 손님과 적당한 거리감을 유지하는 술집이다.

그는 그 술집이 무척 마음에 들어서 회사에 다니던 시절부터 수십 년 동안 일주일에 서너 번씩 꾸준히 다녔다. 혼자 카운터에 앉아 술잔을 기울이면서 그날 하루 있었던 일들이나 마음에 걸리는 일을 생각하기도 하고, 옛 추억이나 그리운 사람들을 떠올리며 향수에 잠긴다.

심각한 걱정거리나 불안이 있을 때는 가능하면 손님이 많은 큰 대중 술집에서 술을 마시는 게 최고라고 덧붙인다. 익명성이 있어서 마음이 편안하달까, 낯선 사람들 속에 있으면 고독을 느낄 수 있으며 주변에 모르는 사람이 많을수록 고독감은 한층 깊어진다고 한다.

인생에는 가까운 사람을 포함해서 타인에게 상담을 해도 해결되지 않는 고민이라는 게 있다. 그럴 때는 의도적으로 고독한 상태를 먼저 갖춘 다음, 울적한 마음이 들더라도 고민과 마주한다고 한다. 철저히 혼자서 해야 한다. 그러면 도저히 손을 쓸 수가 없어 포기하는 것까지 포함해서 정신적으로 대처하는 방법이 보인다고 그는 말한다. 마음만 정리되면 이제 해야 할 행동도 명료해지므로 곧장 행동으로 옮긴다. 이는 타인을 필요로 하지 않는 이른바 '나 홀로 모리타 요법'이라고 해도 좋을 대처법이 아닐까?

아무튼 이렇게 '고독'에는 스스로를 되돌아볼 수 있는 내성(內省)과 스스로를 위자(慰藉)하고 보듬는 부분도 있다.

덧붙이자면 그는 유부남인데, 특별히 아내와 사이가 나쁜 건 아니다. 그냥 그에게는 고독한 상태가 필요한 것이다. 그에게 고독이란 쓰러뜨려야 할 적이 아니라 정신적 위기에 대처하는데 반드시 필요한 수단이다. 그는 술이 아니라 고독해질 수 있는 '장소'가 필요한 것이다. 그에게 술이란 도피할 목적으로 마시는 게 아니라 매개체로 삼아 마음을 안정시킨다고 봐도 좋을 것 같다.

'아무리 그래도 과음이잖아. 몸에 안 좋을 텐데'라는 지적은 제쳐두고, 내 생각에 그는 정신적 강자이고 이는 특이한 사례다. 그래서 일반 사람들은 그런 생각을 갖기가 어렵다고 본다. 게다가 알코올 중독에 빠질 위험도 있어서 누구에게나 권장할 수 없는 요법은 아니다. 단지 고독에 대해 생각할 때 어느 정도 참고가 될까 해서 소개해 봤다. 그러나 부디 과음은 주의하길 바란다.

이제 고독에 대해 마지막으로 중요한 지적을 하려고 한다.

고독에는 '실존적 고독'이라고 이름 붙여야 할 것 같은 본질적인 고독이 있다. 인간은 누구나 홀로 태어나고 홀로 죽는다. 다시 말해 삶을 부여받은 순간부터 끝날 때까지 인간은 고독한 존재라는 사실이다. 인간이 인간인 이상 고독에서 벗어나기란 원리적으로 불가능하다.

따라서 고독이 인간의 속성이라는 사실을 똑똑히 인식하는 것은 무척 중요하다. 역설적이긴 하지만 이러한 고독의 본질과 마주했을 때 비로소 고독감에서 해방된다는 사실을 우리는 알아 둬야 한다.

근래에는 '고독사' 문제가 대두되고 있는데, 이 말에 법적인 정의는 없다. 일반적으로는 독거노인이 그 어떤 손길도 받지 않은 채 사망하는 것, 위독한 병에 걸려도 도움을 청하지 않고 사망하는 것 등을 보통 고독사로 분류한다.

그런 것은 둘째 치고, 이러한 고독사 자체는 예로부터 드문 일이 아니었다. 단지 최근 들어 문제시되는 이유는 그 숫자가 눈에 띄게 증가했기 때문이다. 그 배경에는 핵가족화와 평균 수명 연장이 있다는 사실을 의심할 여지가 없다. 게다가 현재의 고령화 사회가 되면서 늘어난 고령자 때문에 병상 수가 결정적으로 부족해지는 사태를 코앞에 두고 있다.

확실히 지자체나 커뮤니티는 혼자 사는 노인이나 신체장애자 등 사회 약자들이 도움도 청하지 못한 채 고통 속에 사망하거나 굶어 죽는 상황을 당장 현실 문제로 인식하고 제도적으로 대처해야 한다.

그런데 누구나 언젠가는 죽음을 맞이하는데, 그때 아무도 돌봐주지 않고 홀로 죽는 것 자체가 그렇게 불행하고 문제시해야 할 일일까? 앞에서도 언급했다시피 애초에 인간은 홀로 태어나서 홀로 죽는 존재이다. 그러니 홀로 죽음을 맞이했다고 해서 특별히 아쉬워할 것도 없고, 주변에서 그것을 딱하게 생각할 필요도 없다.

그리고 병원에서 죽든 집에서 죽든 그 죽음에 우열이 없다는 사실은 자명하다. 오히려 앞으로 집에서 어떻게 죽을지 생각하는 편이 더 나을지도 모르겠다.

병이나 죽음에 대한 불안

인간은 병과 죽음에 대한 불안을 보편적으로 갖고 있지만, 젊었을 때는 그 사실을 의식하지 않은 채 살아간다. 그러다 그러한 불안감은 노년에 접어들고 현실을 맞닥뜨리면서 절실함으로 바뀐다. 불교의 기본 개념 중에 '생로병사'가 있다는 이야기는 앞에서 이미 언급했다. 사람은 태어나서 늙고 병들어 죽음을 맞이한다. 인간의 일생을 이렇게 간단하고 정확하게 표현한 말이 달리 있을까? 우리는 인간인 이상 이 사이클에서 벗어날 수는 없다.

그런데 불교에서 말하는 '생로병사'에는 더 깊은 의미가 담겨 있다.

불교에서 생로병사란 태어나는 고통, 늙는 고통, 병에 걸리는 고통, 죽는 고통을 포함해 '사고(死苦)'라고 해서 근본적인 네 가지 고통을 말한다. 여기에 '애별이고'(愛別離苦, 사랑하는 사람과 이별하는 고통), 원증회고(怨憎會苦, 증오하는 사람과 만나는 고통), 구불득고(求不得苦, 원하는 것을 얻지 못하는 고통), 오온성고(五蘊盛苦, 몸과 마음이 생각대로 움직이지 않는 고통)라는 네 가지 고통까지 합쳐서 '팔고(八苦)'라고 부른다. 이게 바로 '사고팔고(四苦八苦)'다.

그런데 여기서 말하는 고통이란 일반적으로 우리가 이해하는 '괴롭다'라는 의미가 아니라 '뜻대로 되지 않는다'라는 의미이다. 우리도 일상생활에서 뜻대로 되지 않을 때 '사고팔고한다'라고 하지 않는가. 확실히 산다는 것은 '뜻대로 되지 않는 것'과 같은 의미일지도 모른다.

인간은 늙는다. 절정을 지나면 반드시 늙는다. 늙으면 머리도 벗겨지고 주름도 늘고 살도 처지고 건망증도 심해진다. 화장품을 쓰고 영양제도 꼬박꼬박 챙겨 먹어서 노화를 늦출 수는 있어도 노화 그 자체를 막을 수는 없다. '정말 싫다' 하고 생각하는 사람도 많이 있을 것이다. 하지만 세상일은 뜻대로 되지 않는다.

그리고 인간은 늙으면 병에 잘 걸린다. 병에 걸리면 아프고 괴롭고 몸이 불편해지는 등 힘든 일투성이다. 그러나 역시 뜻대로 되지 않는 법이다.

병이 더 위중해지면 죽음이 다가온다. 그리고 어느 날 시한부를 선고받는다. '이제 떠나야 하는구나, 이 세상에 더 있고 싶은데 정말 가기 싫다' 그러나 절대 뜻대로 되지 않는다. 반면에 너무 오래 살아 지칠 대로 지친 나머지 빨리 데리고 가 줬으면 싶어도 뜻대로 되지 않는다.

늙는 것도 병에 걸리는 것도 죽는 것도 그 근본 원인은 모두 살아 있기 때문이다. 그리고 우리가 살아 있는 이유는 태어났기 때문이다. 이렇게 뜻대로 되지 않는 인생을 살 바엔 차라리 태어나지 말걸 후회해도 당연히 뜻대로 되지 않는다.

이처럼 우리의 일생은 '고통=뜻대로 되지 않는 것'으로 흘러넘친다고 해도 좋을 것 같다. 이렇게 불교는 꽤나 무시무시한 진리를 말한다.

왠지 불교 강설을 하는 듯한데, 그렇다면 이 '고통'으로 가득 찬 인생에는 아무런 의미도 없는 것일까? 그렇지 않다. 무슨 일이든 뜻대로 되면 처음엔 행복을 느낄 수도 있지만, 머지않아 따분해서 견딜 수 없게 될 것이다.

국어사전에는 수명이란 '목숨이 있는 동안의 길이. 령(齡). 생명'이라고 나와 있다. 즉, 수명이란 것이 생명 그 자체를 의미한다면 '병'도 '죽음'도 생명의 일부라는 뜻이다. 또한 생물학적으로도 '죽음'이란 종이 살아남기 위한 능력으로 자리매김하게 되어 있다.

사람에게는 반드시 수명이 있다. 젊어서 죽는 사람이 있는가 하면, 백세 넘게 사는 사람도 있다. 사고를 당해 유명을 달리한 사람이 있는가 하면, 편안한 죽음을 맞이하는 사람도 있다. 그런 차이는 있다 할지라도 전부 다 통틀어서 수명인 것이다.

유전자의 기능은 사람마다 각각 다르고, 수명은 미리 프로그래밍되어 있다. 또한 얼핏 우연처럼 보이는 죽음 역시 미리 정해진 수명이다.

수명의 길이에 본질적인 의미는 없다. 길고 짧음에 상관없이 인간의 수명에는 각각 고유의 의미가 있을 것이다. 생로병사, 뜻대로 되지 않는 '고통'으로 가득 찬 듯이 보이는 수명에도 반드시 큰 의미가 있다고 나는 생각한다. 인간뿐만 아니라 물벼룩 같은 미생물이든 길가의 돌이든, 아마 이 세상 모든 것들은 어떠한 이유가 있기 때문에 존재하는 것이 아닐까?

대통령이건 부랑자이건 상관없이 인간인 이상 '병'을 거쳐 '죽음'은 평등하게 찾아온다. 따라서 불안하게 생각해 봤자 아무 소용이 없다. 그러니 이러한 인생의 실상을 인식하고 '병'이나 '죽음'과 마주하면, 불안감을 누그러뜨리고 마음을 가다듬을 수 있을 것이다.

감정을 가다듬는 법

살짝 무거운 이야기가 이어지는데, 여기서는 노년기의 일상 생활에서 감정을 제어하는 법에 대해 이야기해 보겠다. 어려운 이야기는 아니니 가벼운 마음으로 읽기 바란다.

인간의 감정을 전두엽에서 제어한다는 사실은 여러 번 이야기했지만, 전두엽은 나이가 들면서 위축되어 그 기능이 저하되기 때문에 점점 감정 제어를 하기 어려워지는 구조로 되어 있다.

특히 '분노'라는 감정을 제어하기가 힘든 경향이 있다.

노년기가 되면 집이나 동네, 병원 대기실, 혹은 전철을 탔을 때 냉정하게 생각하면 매우 사소한 일인데도 돌발적이라고는 하나 타인의 언동에 심한 분노와 짜증이 일어날 때가 있다. 젊은 시절에는 그런 적이 없었는데 말이다.

　이러한 부정적인 감정 폭발이 점점 심해지면 짜증이 일상으로 자리잡게 되어 무슨 일에도 신경질을 내고, 나아가 지속되면 병적인 상태가 된다. 게다가 폭언을 내뱉거나 심할 때는 폭력을 휘두르기까지 한다. 소위 말하는 '폭주 노인'인데, 70대에 많이 보인다고 한다. 그리고 폭주 노인의 분노는 때때로 자신보다 약한 사람이나 편의점 아르바이트생, 병원의 여성 간호사, 구청 직원 등에게 향하기 때문에 걷잡을 수 없는 미움받이가 되고 만다. 아무도 이런 노인이 되고 싶지는 않을 것이다. 애당초 폭주 노인이 늘어난 이유에는 노인들을 둘러싼 사회 환경도 큰 몫을 하지 않을까 생각한다.

　아무튼 전두엽의 기능 저하는 자연스러운 섭리라고는 하지만 나이가 들어 순식간에 일어나는 분노를 제어하기가 완전히 불가능한 것은 아니다.

　아마 EQ라는 말을 들어본 적이 있을 것이다. EQ란 미국의 심리학자 피터 샐로베이 교수와 존 메이어 교수가 제창한 개념인데 이를 심리학자인 다니엘 골먼이 넓혔고, 타임지가 IQ와 대비되는 감정의 지능 지수(Emotional Intelligence Quotient)로써 소개하여 널리 퍼졌다.

　지적 활동을 측정하는 지표인 IQ(지능 지수: Intelligence

Quotient)는 두루두루 퍼져 있지만, IQ로는 감정에 관한 능력을 알 수 없다. 그에 비해 EQ는 그야말로 마음, 즉 감정을 컨트롤하는 능력을 측정하는 지표이다.

아래에 소개하는 다섯 가지 능력이 바로 EQ를 측정하는 주요한 포인트이다.

① 자신의 감정을 인식할 수 있다
② 자신의 감정을 제어할 수 있다
③ 매사에 긍정적으로 생각하여 자신에게 동기를 부여할 수 있다
④ 타인의 감정을 인식할 수 있다
⑤ 타인과 공감 관계를 구축할 수 있다

EQ는 전두엽의 기능과 깊이 관련 있기 때문에 마흔이 넘어가면서 점점 떨어진다. 일반적으로 나이가 들면 IQ가 떨어진다고 생각하기 쉬운데, 사실은 노인이 되어도 그렇게 많이 떨어지지 않는다.

EQ의 관점에서 보면, 앞서 소개한 다섯 가지 포인트 중에서도 ①번이 특히 중요하다. 자신의 감정만 객관적으로 볼 수 있으면 ②번에서 감정 제어가 쉬워지고, 그 결과 ③번에서 의

욕 증진으로 이어지며 ④, ⑤번에서 타인과 자연스러운 인간 관계를 구축할 수 있다.

이미 아시다시피, 여기서도 모리타 요법의 콘셉트가 또 빛을 발한다.

세상에는 괘씸한 사람들이 당연히 있다. 그러나 그것도 정도 문제다. 진짜 화를 내야 할 때도 있겠지만, 화가 나는 대상은 대부분 시답잖은 경우가 많을 것이다. 예를 들면 길을 가는데 앞에서 아주머니 서너 명이 재잘재잘 떠들며 옆으로 나란히 서서 느릿느릿 걸어와 길을 막았다고 생각해 보자. 그럴 때 '뭐야, 여편네들 정말 짜증나네' 하고 불쑥 화가 날지도 모른다. 그러나 '지나가겠습니다'라는 한 마디면 끝날 일이다. 그렇게 냉정한 판단을 가능케 하려면, 우선 자신의 감정을 객관적으로 인식하여 마음을 안정시켜야 한다.

상식이 없는 사람이나 무신경한 언동을 하는 사람은 어디에든 있다. 그런 사람들에게 화를 내는 것은 정당한 감정이니 부정할 필요는 전혀 없다. 그러나 그러한 감정을 질질 끄는 것은 좋지 않다. 그냥 내버려 두면 된다. 신경을 끄면 되는 것이다. 신경 쓰면 점점 더 불쾌해지는 기분도 내버려 두면 틀림없이 금세 사그라질 것이다. 인간의 감정에는 그런 면도 있다. 모리타 요법에서는 이를 '감정의 법칙'이라고 부른다.

무엇보다 비상식적이거나 무신경한 사람에게 불쾌감을 계속 갖고 있어 봤자 소중한 인생 후반전에서 '감정 낭비'를 하는 셈이다.

게다가 분노나 짜증이 몸과 마음에 악영향을 미친다는 사실은 의학적 상식이므로 몸과 마음이 점점 쇠퇴하고 있는 노인들에게 이러한 부정적인 감정 제어는 무척 중요하다.

마음의 프로를 활용하라

그런데 일부 강력한 정신을 가진 사람을 제외하고, 인간의 정신은 당사자가 생각하는 것보다 훨씬 더 연약하다. 지극히 평범한 사람이라도 조금만 스트레스를 받으면 마음이 불안정해지는 것도 이상한 일이 아니다. 그리고 마음의 불안정이 이어지면 앞에서 설명했듯이 술이나 도박, 섹스 등에 중독되기 쉬워진다.

정신적 위기가 닥쳤을 때 무언가에 의존하고 싶어지는 것은 인간의 자연스러운 감정이며 그 자체는 특이한 일이 아니다. 그러나 그때 술이나 도박이 아니라 사람에게 의존하는 것이 건전한 의존이라고 할 수 있을 것이다. 타인에게 정신적으로 의존을 하는 것은 나쁜 일도 부끄러운 일도 아니다. 인간은 타인과 서로 의존하는 생물이며 인생이란 누군가에게 의지하거나 의지 받는 일이 연속하는 법이다.

일반적으로 성실하고 책임감이 강하며 섬세한 사람, 다시 말해 '착한 사람'으로 보이는 사람일수록 고민을 혼자서 끌어 안아 정신적 위기를 더 깊게 만드는 경향이 있다. 결국에는 고민의 무게를 견디지 못하고 수상한 컬트 종교나 자기 계발 세미나에서 의존할 대상을 찾는 경우도 종종 보인다. 한편 소수이긴 하지만 이런 스트레스에 강한 사람은 정반대로 낙천적이고 거리낌이 없으며, 좋은 의미로 둔감한 사람이 많은 듯하다.

아무튼 보통 사람들은 다양한 요인으로 마음이 불안정할 때 적극적으로 타인에게 의지해야 한다.

예를 들어 혈육이나 친구 등 자신이 믿을 수 있는 사람에게 고민을 털어놓는 것 자체가 스트레스 완화에 큰 효과가 있고, 또한 고민의 본질을 객관적으로 볼 수 있다는 면에서도 유익하다. 그러나 너무 가까운 사람들에게는 창피한 마음에 오히려 고민을 털어놓기가 힘들다는 사람도 많을 것이다. 사춘기 아이가 부모에게 성에 대한 문제를 털어놓기 힘든 것과 같은 이치다. 게다가 보통 사람들에게는 정신의학의 전문 지식이 없다.

그럴 때는 '마음전문가'인 정신과 의사에게 상담 받아보기를 권한다.

결코 짧지 않은 나의 임상 경험을 돌아봤을 때, 더 빨리 내원했으면 쉽게 치료할 수 있었을 심각한 환자가 많이 있었다.

최근에는 상당히 개선되었지만, 오랜 기간 동안 정신과 의사의 상담을 받는 것 자체가 부끄러운 듯한 분위기가 흐르고 있었다. 그런 점에서 서양에서는 동양인이 감기에 걸리면 내과 의사에게 진찰을 받는 기분으로 조금이라도 마음에 문제가 느껴지면 정신과 의사에게 상담을 받는다. 사실 코로나 소동으로도 알 수 있듯이 서양에서는 감기 정도로 의사를 찾는 일이 없다. 의료비가 비싸거나 예약 잡기가 어렵거나 둘 중 하나다. 그러나 자살(미수)하기 전까지 정신과 의사에게 상담을 받지 않는 경우도 없다.

정신과 의사는 인간의 마음을 전문으로 연구하고 치료를 해왔기 때문에 멘탈 면에서 여러 가지 장애 사례와 치료 기술 경험을 갖고 있다. 당연하지만 투약도 의사가 아니면 불가능하다. 또한 다른 영역에 있는 의사와 마찬가지로 질환에 대해 비밀 엄수의 의무가 있기 때문에 개인 정보가 외부로 누출되는 일이 없어서 안심하고 고민이나 상태를 모두 다 털어놓을 수 있다.

나아가 정신과 의사는 어느 정도 구체적인 공적 케어 정보도 갖고 있다. 예를 들면 간병에 대한 부담 때문에 정신적 피로가 쌓여 있는 경우, 간병을 보조하는 공적 서비스 창구도 알려 줄 것이다.

나는 딱히 정신과 의사를 대표해서 영업을 하려는 것이 아니다. 마음이 아프거나 무겁게 느껴질 때는 혼자서 끙끙 앓지 말고 가볍게 정신과를 찾아보길 바란다. 약은 약사에게 부탁하라는 말도 있지 않은가. '마음의 프로'를 꼭 활용하자.

제4장

몸을 가다듬는 법

현재 평균 수명은 남녀 모두 80세를 넘는데, 옛날과 비교하면 상당히 늘어났다. 이 80년이 넘는 세월이 길게 느껴질지 짧게 느껴질지는 사람마다 다를 것이다. 그러나 그와 상관없이 죽을 때까지 살아야 하고, 살아 있는 한 자신의 몸을 건강하게 돌봐야 한다고 생각한다.

세상에는 술이나 도박 혹은 섹스에 빠져 몸과 마음을 망가뜨리고 나락으로 계속 떨어지는 삶, 소위 말하는 타락한 인생에서 '미(美)'를 찾는 사람도 있다. 그러나 지극히 특이한 인생관과 세계관이라고 할 수 있다.

우리는 각각 유일무이, 단 하나뿐인 존재로 태어났다. 생각해 보면 신기한 인연이고 기적 같은 일이 아닌가. 그렇기 때문에 더 귀중한 인생이다. 노년이 되어도 살아 있는 동안은 살아 있다는 것에 최선을 다해야 하지 않을까?

이 장에서는 노년기의 몸을 가다듬는 법에 대해 설명하려고 한다.

이미 앞에서도 언급했듯이 마음과 몸은 서로 영향을 준다. 그래서 몸의 컨디션 난조가 마음으로 이어지는 일이 많다. 그러니 매일매일 살아가면서 항시 우리의 몸을 보듬도록 신경을 써야 한다.

안티에이징

몸의 건강 면에서 여러 가지 유의점을 설명하기 전에 먼저 안티에이징에 관한 현재 상황을 알아두자.

1990년대 즈음부터 '안티에이징'이라는 말이 유행했는데, 중장년의 인구 비율이 점점 높아지자 곳곳에서 이 말이 들려오기 시작해 지금은 완전히 정착되었다.

화장품이나 영양제, 입욕 시설이나 에스테 살롱, 성형외과 등 대부분 여성(최근에는 남성도)들의 관심이 높은 분야에서 '안티에이징'이라는 말을 쓰지 않는 곳은 거의 없다고 해도 무방할 정도이다. 또한 중장년을 대상으로 한 온라인 쇼핑몰을 비롯하여 다양한 사업에서 마치 주문처럼 '안티에이징'을 외치는 장면을 보면 그만큼 관심이 높다는 뜻일 것이다.

안티에이징이라고 하면 자칫 미용 쪽으로 집중하기 쉬운데, 사실 몸의 건강을 유지함으로써 QOL(삶의 질)의 저하를 막는 것에 그 본질이 있다. 그렇게 해서 결과적으로 외모도 젊게 유지된다는 것이다.

안티에이징이라는 말은 원래 '항노화 의학'이라는 뜻으로 쓰였는데, 지금은 용모를 포함해서 젊어지기 위한 방법론을 통틀어 말하는 듯하다.

관심이 없다는 사람들도 있겠지만, 젊고 아름다운 모습을 꾸준히 유지하고 싶다는 중장년들의 마음도 이해가 간다. 게다가 건강 면에서 생각해도 안티에이징은 결코 나쁜 것이 아니다. 그러나 운동 등을 해서 안티에이징을 심하게 추구하다가 일종의 강박관념이 생겨나면, 무의식중에 심신에 스트레스가 쌓여 역효과가 생기므로 무리하지는 말아야 한다.

아무튼 '불로불사(不老不死)'는 인간의 근원적인 소망이며, 먼 옛날부터 연구를 해 왔다. 그러나 생물 개체의 '불사(不死)'는 원리적으로 불가능하다. 반면 '불로(不老)'에 관한 연구는 유전자 및 세포의 메커니즘을 꽤 많이 밝혀내며 장족의 발전을 이루었다. 따라서 미래에는 평균 수명이 20~30세 더 늘어날 가능성도 있다.

재생 의료의 현재

현재 항노화 의학에서는 유전자 조작에 따른 세포의 배양과 이식 연구가 주류이다. 살짝 이야기가 샛길로 빠지는데, 잠시 안티에이징의 최첨단 기술인 재생 의학의 현 상황을 참고만 하도록 간단히 소개하겠다.

재생 의학에서 현재 가장 주목받고 있는 것이 줄기세포에 관한 연구이다.

우리의 몸을 구성하는 세포 중에는 줄기세포라고 불리는 특별한 세포 무리가 있다. 이 줄기세포는 글자 그대로 모든 세포의 줄기가 되는 모세포이며, 자기 증식을 하면서 다양한 세포로 분화하는 능력을 갖고 있다.

줄기세포에는 조혈줄기세포, 신경줄기세포, 근육줄기세포, 간줄기세포 등 생체를 구성하는 조직이나 장기에 각각 고유한 것이 있고, 그것들을 통틀어 체성줄기세포라고 부른다. 이들 줄기세포는 부상이나 질병으로 손상된 세포를 복원하거나 재생하여 건강을 유지하는 역할을 담당한다. 따라서 이 체성줄기세포가 기능 부전에 빠지면 각 조직세포의 상태도 나빠지는 것이다. 그 말인즉슨 고장 난 체성줄기세포 대신에 새로운 줄기세포를 이식하면 각 조직은 건강해진다는 뜻이 된다.

그래서 현재 그 임상 응용 연구가 한창이다. 그러나 지금까지 안전성과 유용성이 확인된 치료는 골수에서 채취한 조혈줄기세포의 이식을 제외하면 거의 없다.

한편 체성줄기세포와 별개로 배아줄기세포(ES 세포)라 불리는 줄기세포가 1998년에 발견되었다. 이 배아줄기세포는 수정란의 분열 초기에 배반포에 존재하는데, 모든 조직세포로 분화하는 능력을 가졌으면서 거의 무제한으로 자기 증식을 할 수 있는 이른바 만능세포라고도 할 수 있는 세포다. 그 때문에 이 배아줄기세포를 꺼내서 배양하여 이식하는 기술이 근래에 큰 주목을 받고 있다.

그러나 인간 ES 세포를 사용한 재생 의료에서 그 소재인 수정란이 한 생명체로 분류될 경우에는 윤리적으로 큰 문제가 있다는 지적이 여러 방면에서 나왔다. 또한 배양된 ES 세포란 요컨대 복제 세포이기 때문에 부분적이라고는 해도 결국 인간의 클론화라는 점도 지적되고 있다. 그래서 현실적으로 이 방향성의 연구는 거의 하지 않게 되었다.

이러한 문제를 극복하려는 것이 바로 iPS 세포(유도만능줄기세포) 연구다.

여러분도 아시다시피, 2012년에 교토대학의 야마나카 신야 교수가 '성숙한 세포를 초기화하면 다능성을 가진다는 사실을 발견'하여 노벨 생리의학상을 받았다.

야마나카 교수의 연구 내용은 구체적으로 말하면 iPS 세포의 배양 기술 개발이다. 교수가 직접 이름을 붙인 iPS 세포란 체세포에 유전자 몇 개를 도입해서 ES 세포처럼 다수의 세포로 분화할 수 있는 분화 만능성과 분열 증식한 후에도 그것을 유지할 수 있는 자기 복제 능력을 갖게 한 세포를 말한다.

이 iPS 세포의 배양 기술이 확립되면 예를 들어 환자의 피부에서 채취한 세포로 iPS 세포를 만들고, 그것을 환부인 장기 등으로 분화 유도할 수 있게 된다. 다시 말해 이론상으로는 환자 자신의 세포에서 이식용으로 새로운 조직이나 장기를 만들어낼 수 있다는 뜻이다. 이 기술은 자신의 세포를 쓰기 때문에 장기 이식에 따른 윤리적 과제나 거부 반응 문제도 해결할 수 있다고 한다.

아무튼 이 연구 덕분에 재생 의료는 크게 앞으로 나아갈 가능성을 갖게 되었다. 그뿐만 아니라 이러한 세포를 이용하여 지금까지 유효한 치료법이 없었던 난치병 연구나 창약을 위한 도구도 만들어낼 수 있지 않을까 기대되고 있다.

그밖에 현재의 재생 의료에서는 텔로머레이스를 추출하여 투여함으로써 노화를 피하고 수명을 늘리는 요법도 연구되고 있다. 그러나 제2장에서도 설명했듯이 텔로머레이스는 텔로미어의 활성화를 실현하는 반면, 정상 세포를 암세포화한다는 위험도 같이 가진 효소라는 점에서 이율배반적 측면을 갖고 있기 때문에 실제 임상에서 사용하기에는 갈 길이 아직 멀다.

여기까지 안티에이징의 최첨단 의료 기술을 소개했는데, 현재 비용도 비싸고 연구 단계이기 때문에 실용적이라고는 할 수 없다. 따라서 여기서는 우리가 일상생활에서 삶의 질(QOL)을 되도록 오래 유지하기 위한 구체적인 유의점을 들어보겠다.

일반적으로 젊었을 때는 일을 조금 무리해서 하거나 생활 면에서 특별히 주의를 하지 않아도 병에 걸리는 일은 적었을 것이다. 그러나 노년이 되면 생활 습관이 발병 위험에 크게 영향을 준다. 그리고 생활 습관 속에서도 특히 식생활이나 수면, 운동은 노인들이 유의해야 할 기본 요소다.

이상적인 식생활

'의식동원(醫食同源)'이라는 말이 있다. 이 말은 중국 고대의

'약식동원(藥食同源)'이라는 말에서 힌트를 얻어 쓰이게 된 조어다.

어원이 어떻든 간에 이 말은 맛있고 조화로운 식사를 하면 질병을 예방할 수 있다는 뜻인데, 사실 이치에 맞는 말이기도 하다.

이제 와서 새삼 설명할 것도 없지만 나이에 상관없이 식생활은 몸의 건강에 무척 중요한 요소다. 특히 노년이 된 이후에는 삶의 질(QOL) 저하를 예방한다는 면에서 아주 중요한 위치에 자리하고 있으므로 특히 유의해야 한다.

일본에서는 전쟁이 끝난 1960년쯤부터 오랜 기간 동안 장수국 자리를 유지해 왔다. 가장 큰 요인은 영양이 크게 개선되었다는 점이다. 그때까지 자리잡았던 식문화와 더불어 고기나 달걀을 많이 먹게 되었다는 점은 특히 주목해야 할 것이다. 그 결과 전쟁 전에는 160센티미터 정도였던 성인 남성의 평균 키가 170센티미터를 넘었고, 50세 전후였던 평균 수명은 남녀 모두 80대까지 늘어났다. 겉보기에도 80세 이하라면 옛날과 비교해서 열 살 이상 젊어 보인다. 실로 괄목할 만한 변화다.

근래에는 서양에서 식생활이 안티에이징 및 장수에 좋다는 평가를 받아 일식 붐이 일고 있다. 그러나 평가 받는 것은

'현재의 식생활'이지 '옛날의 식생활'이 아니다.

전쟁 전에 일본의 일반 서민, 특히 인구의 과반수를 차지했던 농촌 마을의 식생활은 영양학적 상식에서 보면 무척 빈곤했다. '일즙일채(一汁一菜)'라는 말이 있듯이 일상 식탁에 올라오는 것은 잡곡, 보리나 쌀 등의 주식에 쓰케모노나 우메보시 기껏해야 말린 정어리 한 마리, 거기에 맛이 진한 된장국이 일반적인 한 상이었다. 한마디로 말하면 탄수화물과 염분밖에 없는 식사였다. 이래서야 평균 수명이 선진국 중에서 가장 낮았던 것도 당연하다. 요컨대 동물성 단백질이 결정적으로 부족했다.

메이지 시대 이전에는 살생을 피하자는 불교적 감성 때문에 오래도록 육류는 먹지 않았고, 단백질 보급원은 주로 어패류였지만 그 생선도 모든 인구의 대부분을 차지하는 농촌 쪽에서는 매일 먹을 수 있는 음식이 아니었다. 근대에 들어 고기를 먹게 되었지만 아직도 고기나 달걀은 사치품으로 간주되어 전쟁 전에 있었던 식습관은 크게 변하지 않았다.

일본의 식문화가 크게 변화한 것은 패전 당시 굶주렸던 시절을 지나 사회가 안정된 다음부터이다. 전쟁 후 일본인은 서양의 식문화를 적극적으로 수용하여 고기나 달걀, 유제품을 일반 가정에서도 먹을 수 있게 되었다. 또한 꽁치나 정어리,

고등어 등 저렴한 등푸른생선, 두부나 낫토와 같은 콩 식품 등 일본의 전통적인 식품까지 더해져 일반 가정의 식탁을 다채롭게 만든 덕분에 일본인의 식생활은 이상에 가까워졌다.

이렇게 전쟁 후의 일식이나 일본인의 식생활은 서양에서도 평가를 받게 되었다. 그러나 육류나 유제품을 먹을 수 있게 되어 식생활이 개선되었는데도 불구하고, 아이러니하게도 근래의 일본에서는 육류를 되도록 피하는 것이 옳다는 분위기가 지배적이다. 또한 전쟁 전의 식생활을 염두에 두고 검소한 식사야말로 몸에 좋다는 책이 베스트셀러가 되기도 했는데, 정말이지 당혹스럽다. 왜냐하면 다양한 영양소가 부족한 식사는 확실히 노년기 사람들의 삶의 질(QOL)을 저하시키기 때문이다. 게다가 수명을 단축시키기도 한다.

이렇게 검소한 식사나 채식주의 혹은 적게 먹는 습관이 평가받는 배경에는 근래 들어 과도한 다이어트를 지향하는 점도 있지 않을까 생각한다.

중장년들은 건강이나 미용에 관한 정보, 즉 안티에이징 정보를 아주 좋아한다. 매스컴도 그러한 소망을 알고 있기 때문에 전부터 건강이나 미용에 효과가 있는 식품에 대한 특집 방송을 계속해 왔다. 소개하는 식품은 달걀, 홍차 버섯, 코코아, 토마토, 낫토 등 세기 시작하면 끝이 없다. 그리고 그런 식품이 영향력 있는 방송에서 소개되면 슈퍼에서 그 식품들이 순식간에 사라지는 진풍경도 자주 볼 수 있다.

나는 노년 세대 사람들이 건강에 관한 정보에 민감한 것은 아주 좋다고 생각한다. 하지만 한 식품에 집착해서 다른 식품에 소홀해지는 것은 좋지 않다고 생각한다.

전에 달걀을 먹고 다이어트한다는 내용이 전파를 타자 하루에 삶은 달걀을 열 개나 스무 개씩 극단적으로 먹는 여성들이 대거 나타났다. 달걀을 그렇게 많이 먹으면 당연히 다른 식품을 먹을 생각이 싹 사라진다. 살이야 빠지겠지만 필요한 칼로리나 기타 영양소를 섭취하지 않고 건강을 유지하기란 불가능하다. 조금만 생각하면 누구나 알 수 있는 사실인데, 한 가지 식품만 먹고 건강을 유지하기 위한 영양분을 전부 다 얻을 수는 없다.

자, 이제 결론이다. 사실 평범하긴 하지만 결국 이상적인 식생활이란 고기나 생선이나 채소 등 뭐니 뭐니 해도 균형 잡힌 식사가 최선이다. 특히 노년이 된 후의 식생활은 안티에이징 측면에서 봐도 그러한 습관이 아주 중요해진다.

고기를 많이 먹어라

내가 노인 분들에게 음식에 관해 꼭 하고 싶은 조언이 있다.

'고기를 많이 먹어라!'

유럽 여러 나라에 비하면 일본인의 식생활이 더 좋다고 할 수는 있겠지만 유일하게 육류의 섭취량이 부족한데, 특히 노년층에서는 더 두드러진다.

고기에 포함된 단백질은 병에 대한 면역 기능을 높이고, 지방은 면역 세포의 림프구를 형성한다는 중요한 역할을 맡고 있다.

애초에 인간은 육식 동물이라서 고기를 먹는 건 자연스러운 일이다. 그런데도 일본인의 고기 섭취량은 서양과 비교하면 체격 차이를 고려한다 해도 너무 적다. 하루의 육류 평균 섭취량을 보면 패전 직후의 굶주린 시절에는 5.7그램, 그 상황을 벗어난 1960년에도 20그램 이하, 포식 시대라 불리게 된 1980년 전후에는 70그램, 1990년대에는 조금 늘었지만 그래도 80그램 정도밖에 되지 않는다. 게다가 1980년 즈음부터 육류는 되도록 먹지 않는 편이 좋다는 분위기가 이어졌고, 1995년을 정점으로 확 줄어들기 시작해서 2017년에는 1970년대 수준까지 줄어들었다.

그에 비해 서양 여러 나라에서는 하루에 250~300그램 정도를 평균으로 먹어 일본과의 차이가 확연하다. 서양인들은 오히려 고기를 과다 섭취한다고도 할 수 있을 정도이다. 그 때문에 일본의 식생활이 평가를 받는 것이다.

일본에서도 젊은 사람들은 육류를 비교적 많이 먹는다. 일본의 육류 섭취량 평균치가 낮은 주요 원인은 노년 세대의 섭취량이 압도적으로 적기 때문이다.

육류에 포함된 지방인 콜레스테롤, 특히 저밀도 지단백질(LDL)을 과도하게 섭취하면 동맥경화의 원인이 된다. 그에 비해 고밀도 지단백질(HDL)은 혈액 속의 지방을 회수하여 간으로 옮기는 기능을 가졌기 때문에 동맥경화를 예방한다고 한다.

아무튼 서양에서 심근경색으로 사망하는 비율이 높은 이유가 육류나 유제품 과다 섭취인 건 자명하다. 그래서 요즘 서양에서는 하루의 육류 섭취량을 150그램 정도로 권장하는 듯한데, 나는 일본인들도 그 정도 섭취량은 필요하다고 생각한다.

저밀도 지단백질이라니 어쩐지 몸에 악영향을 미칠 것 같은 이름이다. 이 저밀도 지단백질은 지금까지 건강 이야기를 할 때 반드시 악인 취급을 받아 왔다. 그러나 그것은 동맥경화에만 초점을 맞췄을 때의 이야기다. 게다가 육류를 대량으로 섭취하는 서양인들을 기본 케이스로 삼고 있다. 그런데 저밀도 지단백질이 세포막을 형성하고 그것이 면역 세포를 만드는 데 중요하며 남성 호르몬의 원재료가 되는 등, 몸에 아주 중요한 여러 가지 역할을 담당하고 있다는 측면은 의외로 알려져 있지 않다.

요컨대 좋고 나쁨에 상관없이 콜레스테롤의 양은 너무 많거나 너무 적어도 좋지 않다는 뜻이다. 그리고 동양인, 특히 노년 세대 사람들에게는 콜레스테롤이 부족하다.

나이가 들면서 모든 세포는 노화한다. 소화를 담당하는 장기도 예외는 아니다. 또한 노년기에 접어들면 대사 기능도 떨어지기 때문에 일반적으로 식욕이 감퇴한다. 그중에서도 육류나 튀김 등 지방이나 유분을 포함한 식품에 거부 반응이 생기게 된다. 그것은 노화가 일어나면서 자연스럽게 기호에 변화가 생긴 것이기 때문에 특별한 일은 아니다.

그래도 나는 노년 분들에게 고기를 더 먹으라고 강조하고 싶다. 고기라기보다는 콜레스테롤인데, 이는 노화를 늦추고 삶의 질(QOL)을 유지하기 위해 중요한 영양소이기 때문이다. 또한 피지컬 면뿐만 아니라 멘탈 면에서도 콜레스테롤은 좋은 영향을 가져다준다는 사실이 검증되었다. 우울증을 생기게 하는 기질적 요인 중 하나에 뇌를 활성화시키는 신경 전달물질 세로토닌의 감소가 있다. 그리고 세로토닌은 필수 아미노산인 트립토판으로 합성되는데, 트립토판은 체내에서 생성되지 않는다. 따라서 식사를 통해 체외에서 섭취할 수밖에 없다. 고기에 포함된 양질의 단백질에는 이 트립토판이 들어 있다. 즉 고기를 먹으면 우울증 예방에도 도움이 된다는 뜻이다.

이런 이유로 서양인들과의 체격 차이를 감안하더라도 하루 평균 최소 100그램 정도는 육류를 섭취했으면 한다.

또한 콜레스테롤은 수명에도 크게 관여한다는 사실도 알려져 있다.

실제로 도쿄의 노인종합연구소에서 고가네이시에 사는 69~71세의 시민들을 대상으로 1976년부터 15년 동안 실시한 추적 조사(고가네이 연구)를 했는데, 콜레스테롤 수치가 169 미만으로 낮았던 그룹이 가장 사망률이 높았다. 이어서 정상 수치인 그룹 그리고 정상 수치 최댓값인 219(남성. 여성은 249)보다 살짝 높았던 그룹이 가장 오래 살았다는 보고가 있다. 즉 콜레스테롤 수치가 낮은 사람 혹은 정상인 사람보다 약간 높은 사람이 장수했다는 말이다.

또한 오랫동안 장수 도시의 자리를 유지해 왔던 오키나와현에서는 육류를 하루 평균 100그램 섭취했다. 불황 탓인지 최근에는 90그램까지 떨어졌지만, 그게 바로 최근에 장수 도시 1위 자리에서 내려온 원인 중 하나일지도 모른다.

앞에서 언급했듯이 나이가 들면서 음식 취향이 바뀌면 먹는 양도 줄어든다. 그렇게 지방을 포함하는 식품을 기피한 채 그대로 두면 자연의 섭리를 따라 서서히 늙어갈 뿐이다. 피부나 머리카락에서 윤기가 사라지고 주름이 늘어나며 골절하기도 쉬워지고 의욕도 감퇴한다. 요컨대 쭈글쭈글한 노인이 되어가는 것이다. 그래도 상관없다며 달관하는 분들에게는 더 이상 드릴 말씀이 없다.

단지 나이가 들면서 취향 변화가 생겼다 해도 식습관은 바꿀 수 있다. 다소 식욕이 없어도 고기나 생선을 의식적으로 먹는 습관을 들이면 점점 괴로움도 사라질 것이다. 노년 분들도 대식가(식욕이 왕성해서 무엇이든 가리지 않고 잘 먹는 사람)는 겉모습도 젊고 오래 사는 사람이 많다. 가끔은 힘을 내서 맛있는 스테이크를 300그램 정도 먹어치우는 건 어떨까? 분명 힘이 넘치는 듯한 기분이 들 것이다.

다시 말하겠다.

젊음과 장수를 원한다면 고기를 많이 먹어라!

프렌치 패러독스라는 말을 아는가? 서양 여러 나라 중에서도 프랑스는 고기나 버터 등 유제품 소비량이 특히 많은데도 미국이나 영국, 독일과 비교해서 심근경색 등 심장 부근 질환이 훨씬 더 적다. 이 역설적인 사실을 프렌치 패러독스라고 부르게 되었다.

처음에는 프랑스인이 레드 와인을 많이 마시기 때문에 와인에 포함된 성분이 영향을 주는 것이 아닐까 추측했는데, 그 후에 이탈리아나 스페인, 포르투갈 등 라틴계 나라에서도 똑같은 모습이 보인다는 사실을 알았다. 더 조사를 해보니 서양 이외의 나라에서는 레드 와인 소비량이 그렇게 많지 않은 일본과 한국이 프랑스보다 심근경색이 더 적다는 사실이 판명되었다. 유럽의 라틴계 나라들과 일본이나 한국의 공통점은 어패류를 일상적으로 먹는다는 점이다. 다시 말해 고기 외에 생선을 먹는 습관이 심장 부근 질환을 예방하는 데 효과적이라는 사실이 밝혀진 것이다.

어패류, 특히 신선한 생선을 회로 떠서 먹고 콩 식품이나 발효 식품을 많이 섭취하는 습관에 육류 섭취량까지 늘어나면 식생활은 완벽해질 것이다.

삼시 세 끼를 소중히

몇 번이나 같은 말을 반복하는 것 같은데 노년기, 특히 70세를 넘으면 장기 기능이 쇠퇴하기 때문에 일반적으로 식욕이 떨어진다. 그러나 안티에이징이든 장수든 그 기본은 식사에

있다. 인간의 활동이 먹음으로써 유지된다는 것은 말할 필요
도 없다.

그러나 노년기에 접어들면 젊은 시절만큼 본능적으로 많
이 먹기가 힘들어진다. 따라서 노인들은 노인에게 맞는 식생
활을 궁리해야 한다.

프랑스에 나의 스승이라고 할 수 있는 항노화 의학의 권위
자 클로드 쇼샤르르 박사가 있다. 쇼샤르 박사 덕분에 나는
안티에이징, 특히 식생활에 관한 깊은 지견을 얻을 수 있었
다. 노령자들의 식생활에 관한 박사의 이론은 영양학이나 분
자생물학을 기초로 두고 있는데, 필요한 영양소를 섭취하지
않으면 노화가 진행된다는 것이 뼈대를 이루는 이론이다. 참
고로 박사는 안티에이징 관점에서 동양인의 식생활이 세계
최고로 훌륭하다고 평가했다.

이런 쇼샤르 박사의 식(食)에 대한 이론 중 하나에 '타임리
뉴트리션'이 있다.

소화를 담당하는 간, 췌장, 신장, 위 등의 장기에는 하루의
시간대에 따라 활동 시간과 휴식 시간이 있다. 타임리 뉴트리
션이란 이런 식사 내용을 그 리듬에 가장 알맞게 맞춰야 한다
는 내용이다. 그러나 리듬을 무시한 식생활이 이어지면 체내
의 산화를 촉진하여 세포 염증을 일으키고 노화가 진행된다.

따라서 장기가 활동하는 시간대가 아닌 시간에 식사를 하면 큰 부담을 주기 때문에 불규칙한 식사는 피하도록 해야 한다. 지금까지 우리는 상당히 잘못된 인식을 왠지 모르겠지만 상식으로 믿어 왔던 것이 아닐까? 앞에서 설명했던 검소한 식사나 고기를 피한다는 내용도 그렇지만 세 끼 식사의 내용 또한 그렇다.

예를 들면 아침에는 토스트 한 장에 커피나 샐러드에 과일처럼 간단히 먹거나 먹지 않아도 되고, 점심에는 메밀국수나 덮밥 같은 단품, 저녁에는 고기나 생선 등 진수성찬을 배불리 먹는다는 이미지가 일반적으로 있는 듯한 인상을 받는다. 그러나 잘못된 생각이다.

다이어트 때문인지도 모르겠지만, 노령자들 중에는 하루에 두 끼만 먹어도 좋고 극단적으로는 한 끼만 먹어도 된다는 사람까지 있다. 물론 최소 필요한 칼로리나 영양소도 섭취하지 못하는 식습관이 좋을 리가 없다. 안 그래도 식사를 소홀히 하기 쉬운 노령자들에게 식사를 거른다는 것은 자살 행위나 다름없다.

한 끼의 식사량이 적더라도 식사 횟수를 늘리면 모두 합쳐 필요한 영양을 취할 수 있으므로 최소 세 끼 식사는 꼭 챙기도록 하자.

여기에 쇼샤르 박사의 이론을 기초로 세 끼 식사의 내용을 구체적으로 설명하겠다. 또한 장기의 활동 시간으로 계산하면 아침 식사는 7시~9시, 점심 식사는 12시~14시, 저녁식사는 19시~20시가 가장 바람직한 시간이다.

먼저 아침 식사부터 살펴보자.

아침은 간의 활동이 활발해지기 때문에 지방을 연소하는 단백질을 소화하는 기능이 높아지는 시간대이다. 따라서 하루의 에너지원이 될 양질의 지방과 단백질을 포함한 식품을 먹도록 하자. 그 점에서 전형적인 일식 메뉴가 이상적이다. 예를 들면 고등어 자반구이(반 마리)와 달걀 프라이, 두부와 미역 혹은 대파가 들어간 된장국, 밥은 가볍게 한 그릇, 거기에 우메보시 한 개와 시금치 무침을 곁들이면 완벽하다. 물론 생선을 닭 가슴살로 대체해도 좋다. 영양분이 비슷하게 들어가 있다면 각 식재료는 매일 바꾸는 편이 식욕도 더 생길 것이다. 그러나 아침에는 췌장의 활동이 활발하지 않아서 당분을 분해하는 인슐린 분비가 충분하지 않기 때문에 단 음식은 최대한 자제해야 한다. 커피를 마시는 습관이 있는 사람은 설탕을 넣지 않고 블랙으로 마시도록 하자. 또한 항산화 작용이 강한 카테킨이 함유된 일본차는 몸에 유익하다. 아무튼 아침은 든든히 먹도록 신경 쓰자.

다음으로 점심 식사를 살펴보자.

이 시간대에는 간의 대사 기능이 높아지므로 가능하면 육류나 유제품을 챙겨 먹는 것이 좋다. 또한 샐러드 같은 채소류도 같이 먹어서 비타민이나 효소를 보급한다. 샐러드드레싱은 올리브유가 들어간 것이 좋다. 당분이 들어간 탄수화물은 적게 먹도록 유의하자.

마지막으로 저녁 식사를 살펴보겠다.

일반적으로 저녁에는 육류 등 무거운 식사를 하기 쉬운데, 이는 잘못된 생각이다. 이 시간대에는 간이나 췌장의 활동이 모두 정체한다. 따라서 세포에 염증을 일으키지 않기 위해서라도 동물성 지방이나 단맛이 도는 음식은 자제하고 식사는 가볍게 하자. 같은 이유로 탄수화물 섭취도 추천하지 않는다. 된장국이나 스프, 회 등 양질의 지방을 취하는 것은 문제없다. 알코올도 자제하고 싶지만 현실적으로는 저녁이 되면 한잔하고 싶은 사람이 많을 것이다. 나도 와인을 좋아하기 때문에 이해한다. 그런 사람들은 적당히 마시도록 하고, 가능하면 항산화 기능이 있는 폴리페놀이 많이 함유된 레드 와인을 추천한다. 또한 밤에는 몸에 축적된 노폐물을 처리하는 신장 기능이 높아지므로 되도록 수분을 취하도록 하자. (알코올 말고!) 그리고 21시 이후에는 식사를 피하자.

단 음식을 먹고 싶을 때는 췌장 기능이 활발해지는 16시
~17시에 간식으로 과일이나 카카오가 75퍼센트 이상 들어간
블랙 초콜릿을 먹는 건 어떨까?

통통한 게 최고

대사증후군(메타볼릭신드롬)이라는 말을 여러분도 들어봤을
것이다. 1998년에 WHO(세계보건기구)가 명명한 이 말은 내
장 지방형 비만으로 고혈당이나 고혈압, 지질이상증 등의 증
상이 나타나는 증후군을 가리킨다. 그러나 처음부터 그 정의
나 진단 기준이 뚜렷하지 않아서 기준치에 관해 명확한 증거
를 설명하지 못한다거나 진단의 의학적 가치가 불명확하다
는 문제점이 지적되었다.

'메타보'라는 줄임말이 순식간에 유행어가 되어 그때까지
있었던 다이어트 붐과 더불어 '메타보=비만=불건강'이라는
인식이 사회 전체에 퍼졌다.

한편 정부는 나라가 국민건강보험을 운영하는 각 지역, 각
건강보험조합, 공제조합에게 40세~74세까지 공적 의료 보험
가입자 전원을 대상으로 한 특정 건강 검진과 특정 보건 지도
(대사증후군 검진)를 실시하도록 의무화했다. 요컨대 비만을
특정해서 지도하라는 뜻이다. 이는 중장년의 성인병을 미연

에 방지하자는 명분이었다. 정부는 대대적인 선전을 한 이 제도 도입 덕분에 2조 엔의 의료비 삭감을 실현할 수 있다며 김칫국을 마셨다. 그러나 나는 아래에 설명하는 이유 때문에 대사증후군 검진은 실로 어리석은 제도라고 생각했다.

우선 결론부터 말하자면 제도 도입을 하고 10년 후인 2018년에 발표한 후생노동성의 보고에 따르면, 아이러니하게도 '당뇨병 환자 수 증가', '당뇨병 예비군 증가', '20세~60대 남성의 비만자 증가' 등이 인정되었다.

대사증후군으로 인정되는 기준 중 하나는 신체질량지수(BMI)라 불리는 수치다. BMI 값은 체중(킬로그램)을 신장(센티미터)의 제곱으로 나눈 값인데, 후생노동성 및 일본비만학회는 이 수치가 25 미만일 경우를 정상치로 하고, 그 이상을 비만이라고 정했다. 또 다른 주요한 대사증후군 기준은 복부의 둘레를 잰 수치인데, 일본비만학회는 복부 둘레 85센티미터 이상을 똑같이 '비만증'으로 정의했다.

그러나 후생노동성의 연구반에서 40대의 BMI와 평균 여명을 조사한 연구에서는 통통한(BMI 25 이상 30 미만) 사람의 수명이 가장 길다는 결과가 나왔다. 일반 체중(BMI 18.5 이상 25 미만)인 사람, 비만(BMI 30 이상)인 사람이 뒤를 이었고, 마른(BMI 18.5 미만) 사람은 가장 수명이 짧다는 사실이 밝혀졌다. 이는 콜레스테롤의 값과 수명에 관한 고가네이 연구의 추적 조사 결과와 일치한다.

다시 말해 동물성 지방(콜레스테롤)과 비만 그리고 수명의 인과관계는 일반적으로 유포된 상식과 현실의 증거 사이에 괴리가 있다는 결론이 나온다.

성인 남성의 복부 둘레 평균값이 85센티미터 언저리라는 사실에서 미루어보면, 대부분의 건강한 사람이 '비만증'에 들어가게 된다. 참고로 통일국제기준에서는 복부 둘레가 기준에서 빠져 있다. 실제로 키에 개인 차이가 있는데 복부 둘레를 똑같이 적용하는 것도 이상하긴 하다.

또한 BMI든 복부 둘레든 기준치 범위 내에 있어 정상으로 분류되는 사람들 중에도 성인병의 위험을 가진 사람들이 많이 존재하는데, 이는 어떻게 해석해야 할까.

애초에 동양인들은 비만이 적다. 미국은 체지방률이 30%를 넘는 사람이 30% 정도 되는데, 일본은 겨우 3%밖에 되지 않는다. 서양으로 여행을 가서 거리를 걸어 본 사람들은 알겠지만, 일본인 눈에서 보면 '괜찮을까?' 하고 걱정이 될 정도로 살이 찐 사람이 여기저기 보인다. 그들이 섭취하는 칼로리, 특히 동물성 지방의 섭취량은 일본인과 비교도 할 수 없을 정도로 많다. 그렇기 때문에 대사증후군을 문제 삼는 것이다.

그러한 실태를 무시하고 서양과 일본을 똑같이 생각하는 것은 난센스라고 할 수밖에 없다. 그런데도 다이어트에 열을 올리는 오늘날 일본의 풍조를 보면 실로 당혹스럽다. 더욱이 의학적, 영양학적 기준이 모호한 대사증후군 검진을 정부가 의무화하다니, 당치도 않은 일이다.

현재 일본은 아사 상태에 있다. 이런 말을 해 봤자 믿을 사람은 하나도 없을 것이다. 그야 빈곤 때문에 못 먹어서 그런 것이 아니라 믿지 못하는 것도 당연하다.

이어서 흥미로운 후생노동성의 데이터를 소개해 보겠다.

패전 직후에 국민이 배를 굶주리던 1946년, 한 사람당 하루의 총 에너지 섭취량은 1903킬로칼로리였다. 그 후에 점점 영양 사정이 개선되었는데, 약 60년 후인 2005년에는 어떻게 되었을까? 무려 1904킬로칼로리였다. 적어도 칼로리로만 비교하면 굶주리던 시절과 다를 바가 없다. 공표되지는 않았지만 아마 현재 북한의 섭취 칼로리보다도 낮지 않을까?

그렇다면 현재의 일본인들은 왜 굶주리고 있다는 감각이 없을까? 그 이유는 패전 직후와 비교해서 탄수화물의 섭취량은 크게 줄어들었지만 단백질과 지질 섭취량이 매우 크게 늘어났기 때문이다. 확실히 당분이 많이 들어 있는 탄수화물을 자제하고 단백질이나 지질을 많이 먹는 식생활은 바람직하긴 하다. 그러나 탄수화물은 많이 섭취하면 동맥경화나 당뇨병을 유발하는 한편, 뇌나 중추신경의 에너지원이 되는 중요한 영양소라는 사실도 인식해야 한다. 그렇다 처도 현재 일본인의 에너지 섭취량은 너무 적다. 일본에서도 젊은 세대는 식욕이 왕성하다는 사실을 생각하면 역시 중장년 세대의 에너지 섭취량이 극단적으로 낮다는 추론이 성립한다.

나는 특히 1998년을 기준으로 그 중요한 단백질과 지질의 섭취량이 해를 거듭할수록 크게 줄어들고 있다는 점이 매우 걸린다. 설명이 필요할까? 1998년은 대사증후군이라는 말이 세계적으로 알려지기 시작된 해이다.

앞에서 설명했듯이 후생노동성이나 비만학회가 표준치(BMI 25 이하)를 제시했는데도 불구하고, BMI가 25~30인 사람이 가장 오래 산다는 것은 엄연한 사실이다. 그 말인즉슨 비만학회가 말하는 비만도 1, 다시 말해 비만 기질이 살짝 있는 사람들이 장수하는 것이다.

최근의 중장년 세대 중에는 '안티에이징=살이 빠진다'라고 단순히 믿는 사람이 많은 듯한 인상을 받는데, 그것은 오해이다. 안티에이징은 우선 건강한 몸을 가능한 한 오래 유지하는 것에 그 본질이 있다. 안티에이징 안에 젊고 탱탱한 용모에 대한 소망도 포함되어 있다는 사실은 나도 이해한다. 그러나

'살이 빠진다=젊음'이라는 믿음도 크게 잘못되었다. 결코 살이 빠진다고 해서 좋은 것이 아니다. 충분한 영양도 섭취하지 않으면서 젊음을 유지할 수는 없다. 촉촉한 피부를 유지하려면 육류에 포함된 지질이 반드시 필요하다. 충분한 영양을 섭취하지 않은 채 살이 빠졌다 해도 바로 골절을 당하거나 허리가 휘어지거나 얼굴에 주름이 자글자글해서는 아무런 의미가 없다. 하물며 먹는 것을 꾹 참는 대신 수명이 줄어든다면 주객이 전도된 것이나 다름없다.

과도한 비만은 물론 좋지 않다. 그러나 노인 분들은 살짝 비만인 체형, 바꿔 말하면 통통한 체형이 이상적이라고 나는 생각한다.

노년에 변화하는 수면 습관

근래 들어 다양한 미디어에서 수면의 중요성을 거론하고 있다. 무척 바람직한 현상이라고 생각한다. 실제로 수면은 식욕, 성욕과 함께 인간의 3대 욕구 중 하나이며, 생명 활동을 유지하는 데 무척 중요한 요소이다.

한편 일본인의 수면 시간은 상당히 짧은데, 조사에 따르면 다섯 명 중 한 명이 수면 장애를 호소하여 선진국 중에서는 가장 '잠들지 않는 국민'이라고 한다. 수면 장애를 일으키는 주요 원인 중 하나는 스트레스인데, 역시 현재의 일본 사회에는 스트레스를 받기 쉬운 요인이 숨어 있는 것이 아닐까? 좋지 않은 흐름이다.

수면 부족이 이어져 생활 리듬이 흐트러지면, 멘탈 면에도 영향을 미쳐서 우울증상을 일으킬 때가 간혹 있다. 또한 피지컬 면에서도 비만, 당뇨병, 고혈압, 지질이상증, 뇌졸중, 심질환 등의 위험이 증가한다는 사실도 밝혀지고 있다. 이처럼 수면은 몸과 마음의 건강에 무척 중요한 요소 중 하나다.

여담이지만, 1964년에 미국의 고등학생 랜디 가드너가 264시간 12분 동안 불면 상태를 지속하여 기네스 기록에 올랐다. 이때 실험이 시작되고 사흘이 지나자 기억력이 저하되었고, 닷새째에는 극도로 짜증이 심해지고 시의심이 높아졌으며 환각이 나타나 간단한 계산도 할 수 없게 되었다고 한다. 잠을 하나도 자지 못한 채 오랜 시간이 흐르면 동물은 생명을 유지할 수 없다.

참고로 이 기록은 그 후 갱신되지 않았다. 건강에 미치는 위험을 생각해서 기네스 쪽이 갱신을 거부했기 때문이다. 그야 당연하다. 이러한 만행은 부디 따라하지 말길 바란다.

그런데 수면 부족과 불면증은 그 의미가 살짝 다르다. 수면 부족이란 신체적으로 잠들 수 있는 상태인데도 일 같은 물리적인 이유 때문에 충분한 수면 시간을 확보하지 못하는 상태를 말한다. 그와 달리 불면증은 잠잘 수 있는 시간이 있는데도 잠들지 못하는 수면 장애 중 하나다.

불면증의 구체적인 증상으로는 다음 세 가지가 있다.

① 잠에 들지 못한다. (입면 장애)
② 잠자는 중에 눈이 떠진다. (중도 각성)
③ 아침 일찍 잠이 깬다. (조조 각성)

일반적으로 7시간에서 8시간이 적정한 수면 시간이라고 하는데, 그것은 기준일 뿐이다. 실제로는 개인차가 있어서 반드시 7시간 자야 한다는 법은 없다. 아침에 눈을 떴을 때 기분이 상쾌하고 의욕이 생긴다면 그것이 자신에게 적정한 수면 시간이라고 봐도 무방하다.

아무튼 수면 시간이 부족하면 낮에 졸리거나 피로가 느껴지고, 피지컬이나 멘탈 모두 찌뿌둥한 불쾌감이 생긴다. 또한 집중력이나 기억력이 저하되고 일의 능률도 떨어지기 쉽다.

일반적으로 나이가 들면 건강하던 사람도 수면 습관에 변화가 생긴다. 먼저 체내 시계가 젊을 때와 비교하면 빨리 잠들고 빨리 일어나게 된다. 그리고 숙면을 취하지 못하는 사

람이 많아진다. 정상적인 수면을 할 때는 깊은 잠인 비렘수면
(논렘수면)과 얕은 잠인 렘수면이 교대로 일정 시간(90분 정
도)씩 나타나는데, 노년이 되면 비렘수면이 짧아지기 때문에
수면이 얕아진다. 그 때문에 잠을 자다 요의 같은 현상으로
도중에 깨는 일이 많아진다. 이러한 수면의 변화는 나이가 들
면서 생기는 노화의 한 과정이며 부자연스러운 일이 아니다.
젊은 시절처럼 10시간 이상 푹 자고 싶어도 마음처럼 되지 않
는다. 따라서 6시간이면 6시간, 자신에게 적정하고 질 높은
수면을 취할 수 있다면 문제는 없다. 그러나 고령자에게 많은
불면증을 비롯한 수면 장애는 마음과 몸에 악영향을 끼치기
때문에 치료가 필요하다.

고령자의 수면 장애와 마음의 컨디션 난조는 강하게 관련
이 있다고 한다. 정년을 맞이하거나 가까운 사람과 사별하는
등 고독감에서 오는 심리적인 스트레스, 변화가 없고 틀어박
히기 쉬운 일상생활, 또 우울증이나 치매, 알코올 중독 등의
질환은 수면 장애의 원인이 된다. 반대로 수면 장애가 그러한
몸과 마음의 상태를 유발할 수도 있다.

나이가 들면서 잠이 잘 오지 않으면 잠자리에 빨리 눕거나
술의 힘을 빌리려고 하지 않는가?

노인이 되면 잠도 잘 오지 않는데 잠에 들어도 중간에 깨

는 일이 종종 생기는 반면, 잠자리에 있는 시간은 길어진다는 통계가 있다. 일찍 자고 일찍 일어나는 것은 나쁘지 않지만, 졸리지도 않은데 빨리 이불 속으로 들어가 봤자 불면 대책은 되지 않는다는 것이다. 잠이 잘 오지 않고 꾸벅꾸벅 조는 상태가 길게 이어지다가 결국에는 잠을 못 자는 스트레스가 생겨 오히려 불면은 더 악화된다. 이럴 때는 참지 말고 정신과 의사에게 상담해서 수면 도입제를 처방 받도록 하자.

또한 술을 마시면 잠이 잘 온다는 속설이 의외로 널리 퍼져 있는 듯한데, 이건 잘못된 생각이다. 술을 마셔도 효과는 일시적이라서 오히려 수면의 질이 떨어지고 중간에 깨는 일이 늘어나서 불면 증상이 악화될 뿐만 아니라 의존증이 생기는 계기가 되므로 주의하자.

한편 고령자가 걸리기 쉬운 수면 장애 중에서도 특히 수면 무호흡 증후군은 일반적인 수면제로는 낫지 않으니 전문의에게 검사를 받아야 한다. 이 수면 무호흡 증후군은 수면 중에 호흡이 여러 차례 일시적으로 정지하는(10초 정도) 병인데, 무호흡일 때는 온몸이 저산소 상태이기 때문에 몸에 무리가 많이 가고 수면 상태를 악화시킨다. 게다가 산소 부족으로 심장에 과도한 부담을 주는 탓에 심부전을 같이 일으킬 때도 있다. 또한 본인이 직접 알아차리기가 어려우므로 주위 사람들이 신경을 써야 하는 것도 이 장애의 특징이다.

증상으로는 무호흡과 심한 코골이, 낮에 쏟아지는 졸음, 항상성 피로감 등을 들 수 있다. 수면으로 몸이 푹 쉬지를 못하기 때문에 악화되면 낮에 심하게 잠이 쏟아져서 자동차 운전 중에 사고를 일으킬 우려도 있다.

아무튼 지금까지 서술한 수면 장애는 정신과 영역이기도 하므로 가볍게 상담을 받아 보도록 하자.

여담이지만 《게게게의 기타로》로 유명한 만화가 미즈키 시게루 씨는 수면을 무척 중요하게 여겨서 아흔 살이 넘어도 하루에 10시간은 꼭 수면을 취했다고 한다. 정말이지 대단하다. 게다가 노인이 되어도 식욕이 왕성했는데, 특히 스키야키를 좋아했다고 한다. 미즈키 씨는 2015년에 아흔세 살의 나이로 세상을 떠나기 직전까지 연재를 집필했다고 하니, 사토 아이코 씨와 마찬가지로 '슈퍼 올드 올드'의 표본이다. 미즈키 씨는 고령자에게 식사와 수면이 얼마나 중요한지를 직접 보여준 사람이었다.

수면 장애와 치매

여기서 수면 장애가 알츠하이머병 같은 치매와 어떤 관계가 있는지 참고가 될 정도로만 설명하겠다.

치매 환자들은 같은 세대의 고령자들과 비교하면 수면이 더 얕기 때문에 증상이 진행된 단계에서는 겨우 1시간도 깨지 않고 잠자기가 어렵다.

또한 수면과 각성은 낮과 밤이 뒤바뀌어 일어나는 경우도 많아서 그 리듬이 불규칙해지기 십상이다. 몸은 일어났는데 정신이 똑바로 깨지 않았을 때는 '섬망', 이른바 비몽사몽 상태에 빠져 불안감 때문에 흥분하기가 쉬워진다. 그리고 저녁이 되면 배회를 하거나 흥분해서 괴성을 지르는 등 일몰증후군이라 불리는 이상 행동이 나타날 때도 있다.

그러나 현재까지 아쉽게도 치매로 생기는 수면 장애를 고칠 약제는 없다. 수면제나 진정제도 일시적인 효과밖에 없고, 과다 투여하면 넘어져서 골절을 당하거나 음식을 잘못 삼킬 수도 있는데다가 기억 장애도 악화하기 때문에 삶의 질(QOL)이 저하되면서 결과적으로 간병 부담이 늘어나게 된다. 어쨌든 규칙 바른 생활을 해서 대처해야 하는데, 아래에 소개하는 행동을 끈질기게 반복하면 개선의 여지가 있다.

① 낮에 되도록 햇빛을 많이 쐰다.

② 취침과 기상 시간을 지킨다.

③ 실온이나 조도 등 취침 환경을 갖춘다.

④ 규칙 바르게 식사 시간을 지킨다.

⑤ 낮의 활동 시간을 확보하여 침대에서 자지 않도록 한다.

햇볕을 많이 받아라

여러분은 가을이라는 계절에 어떤 이미지를 갖고 있는가. 아마 이브 몽탕이 부른 샹송의 명곡 《고엽》을 떠올리는 사람도 많으리라 생각한다. 그렇다. 예로부터 사람은 가을이 되면 왠지 모르겠지만 멜랑꼴리한 기분이 드는 모양이다.

사람들이 가을이라는 계절에 '사색에 잠긴다' 라는 이미지를 가지는 이유는 사실 생리학적으로 근거가 있다. 그 요인은 바로 뇌내 물질인 세로토닌의 양이다.

세로토닌이 감소하면 우울증을 발병하는 위험이 있다는 사실은 이미 서술했는데, 햇빛에는 이 세로토닌의 분비를 촉진하는 작용이 있다. 가을부터 겨울까지 북반구에서는 일조 시간이 짧아진다. 다시 말해 햇빛을 쐬는 시간이 줄어들어 세로토닌이 생산되기 힘들어지는 것이다. 실제로 아침에 눈을 뜨고 창문으로 빛을 받으면 왠지 모르게 기분이 좋아지는 느낌이 들 것이다. 밖으로 나가 새파란 하늘이 펼쳐져 있으면 상쾌함에 기분이 들뜨지 않는가.

고기를 먹어서 세로토닌을 생성하는 트립토판을 섭취하고, 햇빛을 쐬어서 세로토닌의 분비를 촉진해야 한다. 노년 세대에게 고기와 햇볕은 마음과 몸을 가다듬는데, 무척 중요한 요소라는 사실을 부디 알아두기 바란다.

운동은 귀찮지만 도움이 된다

운동은 유익하다. 특히 모든 세포에서 점점 열화가 진행되는 고령자들에게는 젊은이들 이상으로 유익하다.

노인이 되면 체력이 떨어져서 움직이기가 굉장히 귀찮아지기 때문에 집에 틀어박히기가 쉽다. 하루 종일 소파에 드러누워 감자칩을 와구와구 먹으며 텔레비전만 계속 보는 생활을 한다. 그렇게 되면 확실히 몸은 편하겠지만 적어도 안티에이징이라는 면에서 따졌을 때는 최악의 생활 습관이다. 노인이라고 해서 꿈쩍도 안 하고 가만히 있으면 자연의 섭리를 따라 점점 노화가 진행되어 휠체어 생활까지 곧장 달려갈 것이다. 근력이 저하되고 허리와 다리가 약해지며 피부는 축 처지고 군살은 마구 붙고 뇌는 더없이 둔해진다. 한 마디로 말하면 변변한 일이 하나도 없다.

그러나 노년에 운동을 한다면 한 가지 중요한 점을 짚고 넘어가야 한다. 과도한 운동은 노화의 진행과 수명 단축을 부른다는 사실이다. 그 이유는 앞에서도 설명했듯이 세포의 천적인 활성 산소가 대량으로 발생되기 때문이다. 다시 말하지만, 운동도 너무 많이 하면 수명이 짧아진다.

운동이라고는 해도 비싼 월정액을 내고 헬스장에 다녀야지, 매일 조깅을 해야지 하고 요란스럽게 생각할 필요는 없다. 우선 청소나 빨래, 요리 등 집안일을 솔선해서 해보는 것이다. 지역 봉사 활동에 참가하는 것도 좋다. 아무튼 매일 의식적으로 조금이라도 몸을 움직이도록 하자.

이러한 생활 속의 '일반 신체 활동'과 더불어 의도적으로 가벼운 운동을 일상생활 속에 습관처럼 집어넣으면 안티에이징 효과는 더 올라간다.

실제로 노년 세대들이 매일 하는 가벼운 운동은 피지컬 면에서나 정신적 면에서 매우 큰 안티에이징 효과를 기대할 수 있고, 나아가서는 질병이나 부상 예방으로도 이어진다. 나이가 들면 누구나 신체 기능이 저하되지만, 아주 작은 운동을 습관화하면 노화를 늦출 수 있다.

구체적으로는 어떤 효과를 기대할 수 있을까? 걷기 운동처럼 온몸을 쓰는 유산소운동은 심폐 기능이 개선되며 뼈를 튼튼하게 만든다. 스트레칭 등 근육 트레이닝은 걷기를 비롯하여 다리와 허리를 쓰는 근육이나 관절 능력을 향상시켜 부상이나 사고 방지에 도움을 준다. 그리고 운동을 하면 뇌내의 혈액 순환이 좋아지기 때문에 치매 예방에도 효과가 있다.

이러한 운동을 꾸준히 하면 육체뿐만 아니라 정신적인 면에서도 스트레스를 날릴 수 있으며 마음이 가벼워져 상쾌감을 얻을 수 있을 것이다.

또한 이러한 운동은 작심삼일로 끝내지 않아야 한다. 무엇보다도 지속하는 것이 중요하다. 운동을 시작하고 처음에는 짧은 시간이라고 해도 무심결에 귀찮다는 생각이 솔직히 들 것이다. 그러나 매일 양치질을 하듯이 일정 기간 동안 꾸준히 하면 매일 습관이 되어 스트레스를 느끼지 않게 될 것이다.

다시 말하지만, 운동을 시작할 때는 절대 무리하지 말아야 한다는 사실을 주의하자. 우리가 늘 하는 생활 활동보다 살짝만 더 몸을 움직인다고 느껴지는 운동을 머릿속에 그려보기 바란다. 최고의 운동선수가 낸 스트레칭 책이 베스트셀러가 되기도 했는데, 노년 세대가 그런 걸 보고 따라 하면 절대 안 된다. 고령자에게는 고령자에게 맞는 운동이 있다. 한여름 땡볕 아래에서 장시간 조깅하는 일은 절대로 없어야 한다.

옛말에 '뱁새가 황새를 따라가면 다리가 찢어진다'는 말이 있는데, 무리한 운동은 역효과를 낳는다는 사실을 반드시 명심해야 한다. 특히 일흔이 넘은 나이에 격한 운동은 금물이다. 부상이나 사고를 초래할 뿐 아니라 노화를 촉진하여 수명도 단축되기 때문이다.

누구나 할 수 있는 간단 스트레칭

노년 세대가 할 만한 운동을 소개한 책이 다양하게 나와 있으니 서점에 가거나 인터넷에서 알아보고 자신에게 맞는 운동을 고르는 것도 좋다.

스트레칭은 매일 아침에 라디오 체조만 해도 충분히 효과가 있지만, 가마타 미노루 씨가 제창한 노년 세대에 매우 효과적인 스트레칭이 방송을 탄 적도 있으니 그 요지를 소개하겠다.

스와 중앙병원의 명예 원장인 가마타 씨는 원장 시절에 노년 세대의 식생활을 지도하여 그때까지 전국적으로도 낮았던 나가노현의 수명 순위를 1위로 이끈 것으로 유명한 노인 전문의이다.

현재 72세인 가마타 씨는 5년 전에 몸무게가 80kg까지 늘어 부정맥 증상이 나타났다고 한다. 이대로는 안 되겠다고 생각했는지, 직접 '가마타식 힐레이즈'와 '가마타식 스쿼트'로 이름 붙인 오리지널 스트레칭을 고안하여 실천하게 되었다. 그 결과 3년 동안 9kg 감량에 성공하여 건강을 되찾았다.

가마타 씨에 따르면 이 스트레칭의 목적은 '저근(貯筋)' 다시 말해 근육을 저축하는 것에 있다. 또한 굶는 다이어트가 최악의 다이어트 방법이라고 앞에서 설명했는데, 가마타식 스트레칭은 먹고 싶은 만큼 먹어도 살이 찌지 않는 체질을 만들 수 있기 때문에 더 좋다. 참고로 가마타 씨는 돈가스 덮밥 등 육류나 튀김을 아주 좋아한다고 한다.

아무튼 가마타식 스트레칭은 아래에 설명하겠지만 아주 편한 운동이다.

우선 '힐레이즈'부터 살펴보자. 이 스트레칭은 내려가 있던 골밀도를 높여서 뼈를 튼튼하게 만드는 효과가 있다. 또한 일정한 리듬을 타면서 실시하면 뇌내에 세로토닌이 분비되어 스트레스가 완화된다. 동작은 다음과 같다.

① 발끝을 든다. (2초)
② 까치발을 든다. (2초)
③ 뒤꿈치를 내린다. (요통이 없을 경우에는 강하게 바닥으로 내려서 자극을 주면 뼈가 강해진다.)

이 동작을 10번 1세트로 하루에 3세트 실시한다. 2개월 정도 하면 효과가 나타난다.

이어서 '스쿼트'를 보자. 스쿼트는 체내에서 가장 근육량이 많은 '넙다리'를 단련해서 대사를 높이고 살이 찌기 힘든 체질로 만들어 하반신을 안정시키는 효과가 있다. 동작은 다음과 같다.

① 앞뒤에 의자를 놓은 후, 앞 의자의 등받이에 가볍게 손을 올리고 어깨 너비와 비슷하게 두 다리를 벌린다.
② 뒤에 있는 의자를 향해 엉덩이를 내밀 듯이 천천히 허리를 숙이고, 엉덩이가 의자에 닿으면 바로 천천히 몸을 일으켜 원래 자세로 돌아온다.

이 동작은 10번을 1세트로 하루에 3세트 실시한다.

'힐레이즈'와 '스쿼트' 동작은 다 합쳐도 하루에 고작 5분 정도밖에 되지 않을 것이다. '힘든 운동은 싫지만 젊음은 유지하고 싶다'라며 공짜로 뭔가 얻으려는 당신에게 정말 고마운 스트레칭이 아닌가.

여기에 중급편과 고급편도 있으니 더 자세히 알고 싶은 사람은 가마타 씨의 저서《스쿼트 발뒤꿈치 쿵》을 읽어보기 바란다.

산책을 해라

어르신들도 누구나 무리 없이 할 수 있는 운동하면 역시 걷기가 떠오른다. 이점으로는 거리나 걷는 속도를 스스로 정할 수 있어서 몸에 가는 부담을 조정하기 쉽다는 점과 햇빛을 쐬기 때문에 앞에서 설명했듯이 세로토닌의 분비를 촉진시킬 수 있다는 점을 들 수 있다. 일반적으로 걷는 시간은 60대에 매일 40~50분 정도, 70대에 20~30분 정도가 적절할 것이다.

그러나 매일 정해진 코스를 정해진 시간 동안 묵묵히 걷기보다 걷는 코스에 변화를 준다면 단순한 보행 운동이 훨씬 더 즐거워질 것이다. 걷기라기보다는 산책이라고 해도 좋겠다.

옛날에 누가 '산책은 여행이다'라고 말했는데, 확실히 '작은 여행'이라고 할 수도 있을 것 같다. 집 근처에서도 걷는 방향을 살짝 바꿔 보면 기분 전환이 되지 않을까? 산책은 몸뿐만 아니라 마음에도 몹시 유익하다.

자유롭게 해방된 마음으로 걷다 보면 회사에 다니던 시절에는 보이지 않았던 것도 눈에 들어오기 마련이다. 계절의 변화를 온몸으로 느끼고 몰랐던 길이나 길가에 핀 이름 모를 가련한 꽃을 발견하는 작은 재미는 그때까지 바쁜 생활로 딱딱해진 마음을 눈처럼 녹아내리게 해줄 것이다.

때로는 정치 없이 전철을 타고 모르는 역에서 내려 한 시간 정도 걸어보는 것도 좋다. 어떤 마을이든 그곳에 사는 사람들이 내뿜는 '삶의 숨결'이 가득해서 분명 신선한 발견과 자극이 있을 것이다.

다시 말하지만, 산책은 유익하다. 방에서 세월아 네월아 누워 있지 말고, 편하면서도 멋있는 옷으로 갈아입고 운동화 차림으로 밖으로 나가보자.

술과 담배라는 이름의 악녀

술과 담배, 대대손손 인류에게 아주 익숙한 이 기호품은 다양한 소설이나 시와 노래, 영화나 드라마에 재료로 등장하여 작품에 색채를 더해 왔다. 그래서 그런지 건강 붐이 일어난 현재에도 그 인연을 끊지 못하는 사람이 많은 듯한 인상을 받는다. 나쁘다는 걸 알면서도 애착을 버리지 못하는 지긋지긋한 인연, '악녀에게 끌리는 마음' 같은 것일지도 모르겠다.

술은 예로부터 '백약의 장'이라고도 불리어 적당한 양은 식욕을 돋우는 등 몸에 좋다는 이야기가 전해져 왔다.

옛 철학자들 역시 술에 대한 명언을 남겼다.

'진리는 술 안에 있다.' 플라톤
'연회와 마찬가지로 인생에서도 과음하지 말고 목이 마르

기 전에 떠나는 것이 가장 좋다.' 아리스토텔레스

'술은 사람을 매료하는 악마다. 맛있는 독약이다. 기분 좋은 죄악이다.' 아우구스티누스

'나는 마시며 생각하고 생각하며 마신다.' 데카르트

'너무 많은 술과 너무 적은 술은 똑같다. 인간에게 술을 조금도 주지 않으면 그는 진리를 알 수가 없다. 너무 많이 줘도 마찬가지다.' 파스칼

'와인은 하나의 도덕적, 마음의 솔직함을 옮기는 물질이다.' 칸트

왠지 술을 좋아하던 철학자들은 변호하는 듯한 느낌이다.

사실 고금동서를 막론하고 술은 사람들의 인생을 촉촉이 적셔 왔다. 그러나 한편으로는 과음이 여러 가지 비극을 낳았다는 사실 또한 부정할 수 없다. 현재 술로 인생을 망친 사람이 많다.

알코올 과다 섭취는 몸에 큰 해를 입힐 뿐만 아니라 정신에도 영향을 주기 때문에 인간관계를 망치는 원인이 되기도 한다. 또한 우울증으로 이어지는 위험이나 치매와의 인과관계도 밝혀지고 있다. 게다가 심한 의존증이나 알코올 중독이 되면 정신병원에서 입원 치료를 받아야 한다.

참고로 주류는 연간 2백만 리터가 소비되는데, 대주가가 많은 러시아에서는 국민 중 80%가 중독 첫 단계에 있다는 보고가 있다. 또한 WHO에 따르면, 러시아인의 사망 원인 중 30%가 급성 알코올 중독, 간경변, 사고, 자살 등 알코올에서 기인한 것이었다. 평균 수명도 65세 전후로 주요국 중에서는 가장 짧은데, 알코올은 인구 감소의 원인 중 하나다. 그 때문에 2008년쯤부터 러시아 정부는 알코올 과다 섭취를 국가적 재앙으로 여기고 주류 광고 금지, 야간 판매 금지, 미성년 판매 엄금 등 잇달아 규제책을 내놨다. 그 효과 덕분인지 최근에는 아주 조금씩이지만 섭취량이 줄어들고 있다고 한다.

어쨌든 아무리 좋아하더라도 특히 기분이 울적할 때는 알코올이 세로토닌을 감소시켜 우울증 유발 버튼을 누르게 되니 과음은 철저히 경계해야 한다. 심한 의존증이나 알코올 중독에 걸리면 치료를 해서 나은 후에 한 모금이라도 입에 대면 대부분의 사람이 다시 음주로 달리게 되어 말짱 도루묵이다. 그러니 치료를 마친 후에는 술을 한 방울도 마실 수 없게 된다. 그럴 바엔 평소부터 적당량을 지켜서 늘 즐겁게 술을 마시는 게 좋지 않을까?

다음으로는 담배 이야기다. 담배에 대해서도 많은 사람들이 말을 남겼다.

'담배를 끊기란 세상 간단한 일이다. 나는 100번도 더 넘게 금연을 하고 있다.' 마크 트웨인

'아리스토텔레스가 뭐라 하든 철학이 무더기로 덤벼들든, 담배를 이길 수 있는 것은 없다.' 몰리에르

'담배는 완전한 쾌락의 완전한 전형이다. 실로 맛도 있고 불만도 내뿜어 준다. 그 이상 무엇을 바라겠는가.' 오스카 와일드

'나는 무작정 담배를 피운다. 그 한 개비 한 개비가 사실 관짝에 못을 박는 것이나 마찬가지라는 건 본인이 제일 잘 알고 있다.' 요로 다케시

그런데 현재 판매되는 담배 패키지에는 흡연이 폐암의 원인 중 하나이며 흡연자가 폐암으로 사망할 확률은 비흡연자보다 2~4배 높다는 사실, 또한 임신부의 흡연은 태아의 발육 장애나 조산의 원인 중 하나라는 사실이 똑똑히 적혀 있다. 생각해 보면 이상한 이야기이긴 하다. 담배 회사는 스스로 '독'을 팔고 있다는 사실을 당당히 어필하고, 정부는 그 판매를 허락하여 세수원 중 하나로 삼고 있는 것이다.

아무튼 흡연의 영향에도 개인차가 있고, 몸에 주는 해가 100인 사람이 있는가 하면 1인 사람도 있다. 또한 담배를 전혀 피우지 않는 사람이 폐암에 걸리고, 애연가이지만 장수하는 사람도 있다. 왠지 불공평하게 느껴지기도 하지만, 모두 다 타고난 DNA 때문이니 어쩔 수 없다. 이 모순된 현상의 메커니즘이 해명되면 안심하고 담배를 피울 수 있는 날이 올지도 모른다.

참고로 내가 일하던 요쿠후카이병원의 부속 노인홈 입주자 조사에서는 흡연자와 금연자의 사망률에 차이가 없었다. 어느 연령까지 계속 피웠을 때 괜찮았던 사람은 그 후에도 피우지 않는 사람과 차이가 없다는 뜻일 것이다.

그러나 오랫동안 흡연을 하면 정도의 차이는 있겠지만 거의 100%로 만성 폐쇄성 간질환에 걸린다는 사실만큼은 확실히 말할 수 있다. 이 병에 걸리면 상당히 괴롭다고 한다.

게다가 담배의 성분에는 혈관을 수축시키는 물질이 반드시 들어 있다. 혈관이 수축되면 체내에 산소가 돌지 않기 때문에 온갖 악영향이 발생한다. 체내의 산소는 너무 적거나 많아도 노화가 빨라지는 원인이 된다. 이처럼 담배의 성분은 암을 유발하는 위험 물질을 비롯하여 마치 유해 물질이 한데 모인 백화점이라는 느낌이 있다. 아무튼 담배 때문에 생기는 해는 많은 국제기관에서 오랜 기간에 걸쳐 실시한 연구 조사 데이터에서 지적되고 있다.

단지 65세 이상인 사람들에게 금연이란 살짝 모호한 부분이 있다. 왜냐하면 20대부터 60세가 넘어서까지 계속 피웠을 경우에는 금연을 한다고 해서 몸의 개선 효과를 크게 기대할 수 없기 때문이다. 사실대로 말하자면 이미 손을 쓰기엔 늦었다는 말이다. 또한 흡연의 유일한 이점이 바로 스트레스 완화인데 금연을 하려면 처음에는 강한 스트레스가 동반한다.

그래도 흡연은 항상적으로 독을 마신다는 뜻이나 마찬가지다. 앞으로 가격 인상이 확실한 담배에 들이는 돈, 그리고 금연을 하면 틀림없이 음식이 더 맛있게 느껴지고 식욕이 올라갈 것을 생각하면 역시 끊는 게 가장 좋기는 하다.

이렇게 애연가들에게는 귀가 살짝 따끔했을 이야기를 해 봤다. 당사자뿐만 아니라 간접흡연 때문에 생길 타인에 대한 위험도 고려하여 이 책을 읽는 계기로 금연에 도전해 보는 건 어떨까?

일반적으로 흡연자가 스스로 금연을 하기란 상당히 난이도가 높다. 참고로 나의 지인은 담배를 보면 '이걸 피우면 죽는다'라며 자기 암시를 걸어서 금연에 성공했다고 한다.

만약 어떻게든 금연을 해야겠다는 의지가 있다면 금연 외래가 개설되어 있는 병원이나 의원이 많이 있으니 치료를 받아 보는 것도 좋다. 의사의 지시를 따른다면 거의 100% 금연에 성공할 것이다.

제5장
생활의 지혜

나는 지금까지 오랫동안 전문으로 노인들의 마음을 치료해왔다. 그 치료 과정에서 필연적으로 단순히 좁은 뜻의 정신의학뿐만 아니라 고령자의 생활 전반에 관심을 갖고 연구하게 되었다. 그러한 지견이 없으면 진정한 의미로 정신 의료를 할 수 없기 때문이다.

마음을 불안정하게 만드는 원인은 각양각색이다. 또한 당연히 환자 개개인의 개성이나 내력도 다르기 때문에 임상 현장에서는 각자에 맞는 치료를 한다. 그러나 평소 생활하면서 생각하고 행동하는 것을 아주 살짝 바꾸기만 해도 마음이 가벼워지는 케이스가 많다는 사실만큼은 공통으로 말할 수 있을 것 같다.

정신 의료의 목적은 결국 환자 개개인이 얼마나 충실하고 얼마나 행복한 하루하루를 보낼 수 있는가, 그리고 그것을 얼마나 도와줄 수 있는가에 달렸다고 나는 생각한다.

인생의 후반기를 사는 노인들에게는 매일매일 삶 속의 한순간 한순간이 특히 더 애틋하고 소중할 것이다. 나는 지금까지 그러한 관점으로 노년 세대들이 하루하루 생활하면서 유의해야 할 다양하고 구체적인 것들을 생각하고 저장하고 테마별로 출판해 왔다. 이 장에서는 그 가운데에서 고령자들이 일상생활을 보낼 때 효과적이라고 생각되는 힌트를 요약해서 소개하려 한다.

노인에게 인내란 미덕이 아니다

노년 세대에게 마음과 몸의 천적은 스트레스이다. 그리고 때때로 스트레스는 '인내'에서 생겨난다. 인내해서 호감이 없는 상대와 어울리고 인내해서 자신의 생각과 다른 의견에 동조하고 인내해서 이미 망가진 부부 관계를 유지하고 인내해서 사고 싶은 물건을 사지 못하고 인내해서 힘든 운동을 하고 인내해서 식사량을 줄이고…. 그러한 인내는 전부 다 좋지 않다. 정말 좋지 않다.

예로부터 절제가 미덕이라는 말이 있었는데, 인생의 후반을 살아가는 데 절제는 필요가 없다. 물론 혈압이나 혈당치 등 건강 지표 수치에 이상이 있거나 혹은 극단적인 비만일 경우에는 식사를 제한 등 대처가 필요하다. 그러나 정상치보다 살짝 웃돌거나 배가 조금 나온 정도는 신경 쓸 필요가 전혀 없다. 몸이 표준이라면 식사를 거르는 다이어트는 생각도 말아야 한다. 노화가 확실히 빨라지고 겉모습도 늙으며 수명도 짧아진다.

또한 자신의 의사와 맞지 않는 일을 계속 꾹 참다 보면 정신에까지 영향을 준다. 타인에게 민폐를 끼치는 폭주 노인이 되라는 말은 아니지만, 기본적으로 '나는 나, 남은 남'이라는 자세로 살아가는 것이 노년 세대의 마음가짐으로써는 가장 좋다. 남에게 피해를 준 적도 없는데 자신의 생활을 보고 타인에게 '나잇값도 못하네'라든가 '원숙한 맛이 하나도 없네' 등 야유를 받은 경험이 있을지도 모른다. 그러나 그런 말은 무시하고 '오지랖도 참'이라며 가슴을 펴고 당당히 갈 길을 가면 된다. 어차피 인생은 한 번뿐이니 말이다.

아무튼 인생의 후반에는 될 수 있으면 인내를 하지 않기로 마음먹고 스트레스나 불만을 쌓지 않는 것이 안티에이징과 장수의 철칙이다.

계속 풀어져 있으면 점점 상태가 나빠진다

정년이 되기 전에는 '일을 그만두면 이것도 하고 저것도 해야지' 하면서 계획을 세우는 사람이 많다. 그러나 정년이 지나고 막상 회사에 갈 필요가 없어지는 생활에 들어가면 '지금까지 열심히 일했으니까 이제 좀 쉬어야지' 하며 집에서 뒹굴며 지내는 사람 또한 많을 것이다. 이제야 스트레스 받던 나날들에서 해방되었으니 일주일 혹은 한 달 정도는 소파에 누워 텔레비전을 보는 것도 나쁘지 않을 것이다. 그러나 그런 생활이 오래 지속되어 습관이 되면 정년 전에 계획했던 일도 점점 귀찮아진다. 이는 노년이 되면 살금살금 다가오는 '감정의 노화'라는 자연의 섭리이다.

이렇게 한껏 풀어진 생활이 이어지면 점점 생각할 의욕도 움직일 의욕도 무뎌진다. 그리고 이내 체내 리듬이 깨지기 시작한다. 인간에게 정해진 체내 리듬은 원래 낮에 활동하고 밤에 잠을 자는 것이다. 그 리듬이 혼돈에 빠지면 몸과 마음에 변화가 뚜렷하게 나타난다.

그야 매일 만원 전철을 타지 않아도 되고 타인에게 받는 스트레스도 없다. 아무것도 하지 않는 생활은 잠시 동안 당신을 치유해 줄 것이다. 스트레스 없는 자유로운 생활이 이렇게 편하다니, 마치 몸과 마음을 어루만져 주는 천국에 있나 싶은 생각도 들 것이다.

그런데 어허, 그게 어디 엿장수 마음대로 되겠는가. 인간은 멘탈 면에서도 피지컬 면에서도 복잡한 존재다. 이번에는 '스트레스 없는 생활' 자체가 스트레스로 바뀌게 된다.

지금까지 고령자들의 몸과 마음에 스트레스는 천적이라고 거듭 말했다. 그러나 자극이 아예 없어도 스트레스가 된다. 제1장에서 소개했듯이 사토 아이코 씨 같은 사람도 절필을 하고 한가로운 생활을 보냈더니 노인성 우울증상이 생겼다고 하지 않았는가. 덧붙여 말하자면, 자극이 없는 생활은 우울뿐 아니라 치매 증상까지 부추기는 결과를 낳는다.

항노화에서 '자극'은 무엇보다 좋은 약이다. 자극(적당한 스트레스라고 바꿔 말해도 좋음)은 뇌와 몸을 활성화하기 때문이다.

결론적으로 노년 세대에 가장 이상적인 생활이란 '마음은 한가롭게, 뇌와 몸은 활발하게'가 되지 않을까?

스케줄 꼼꼼하게 정하지 않기

활동적인 것은 좋지만 매일 시간표를 작성해서 꼼꼼하게 스케줄을 세우지는 않는 편이 좋다. 스케줄에 압박을 당하기 때문이다.

스스로 세운 일정에 묶이면 실행하지 못했을 때 짜증이 점점 심해지고 스트레스가 쌓인다. 또한 스케줄 자체가 의무처럼 느껴지기 때문에 정신의 자유를 저해 받을 수도 있다.

황금 같은 자유 시간이니 일정은 대충 세워도 좋다.

'오늘은 날씨가 좋으니까 저 동네로 가 볼까?'

'재미난 영화가 개봉했으니까 사람이 적은 평일 낮에 영화관 한번 가 볼까?'

'그 친구랑 한참 못 봤으니까 술이나 한잔 해야겠다!'

이렇게 즉흥적으로 그날그날 기분이 내키는 대로 활동하면 된다.

도박을 좋아하는 전두엽

인생은 도박으로 넘친다. 어떤 대학에 들어가 어떤 직업을 얻을까, 어떤 사람과 결혼을 할까, 사업을 할까 말까, 새 사업 기획은 성공할까…. 잘 생각해 보면 인생의 온갖 선택은 넓은 의미로 도박이라고 할 수도 있을 듯하다. 왜냐, 내일 일은 그 누구도 알 수 없기 때문이다.

이 '불확실성'이라는 도박의 본질은 전두엽을 자극하고 활성화한다. 그리고 예측하기 어려울수록 자극은 강해진다. 다 따거나 다 잃거나, 모 아니면 도인 도박의 자극은 강렬하다. 그러나 그러한 자극은 찰나로 끝이 나며, 또한 현실적으로 반복해서 할 수는 없다. 도박에는 '양날의 검'이라는 측면도 있다. 도박에 빠져 몸을 망치는 사람도 적지 않기 때문이다. 파친코에 하루 종일 틀어박혀 아무 생각도 없이 혼자 묵묵히 대박이 터지길 기다리는 그림은 아무리 봐도 건강하지 않다. 실제로 짧은 시간 동안 누구나 쉽게 몇 만 엔을 홀랑 다 쓰는 파친코 때문에 가정생활이 붕괴되었다는 이야기도 자주 들린다. 중독은 정신 의료 대상이다. 참고로 파친코 중독은 일본 전국을 통틀어서 2백만 명 정도 있다고 추정된다.

한편, 자칫하면 자극이 부족해지기 쉬운 노인들에게 항노화를 위한 투자라고 선을 그은 범위 안에서 하는 도박은 유익하다. 또한 같은 도박이라 해도 '생각하는 도박'은 더 유익하다. 물론 합법적이어야 한다는 전제가 깔려 있다.

'결과는 해보지 않으면 모르는 거지'라는 불확실성에서 오는 자극과 더불어, 예상하기 위해 이리저리 머리를 굴려야 한다면 뇌를 팽팽하게 활성화하게 된다.

예를 들면 경마가 있다. 전문지에 게재된 기본 정보, 경기

장이 날씨의 영향을 받아 습한지 건조한지, 대기 장소에서 말의 상태, 배당금 등 예상에 필요한 요소가 많아서 종합적인 판단을 내리려면 머리를 써야 한다.

그런 점에서 주식 거래도 고도의 뇌 트레이닝이다. 공표된 기업의 자산, 현금의 유출입, 투자 계획 등의 기초 지표, 수급 예측, 중앙은행의 통화 정책, 국제 정세, 투자가의 심리 등 지극히 여러 방면에 걸친 요소가 분석 대상이다. 한마디로 말하자면 '공부하는 도박'이라고 할 수 있겠다. 따라서 뇌의 노화 예방에 안성맞춤인 도박이라고 할 수 있다. 또한 기업이 파산하지 않는 한, 주식이 0이 될 일도 없고 주가가 떨어지더라도 다시 회복할 때도 있다.

아무튼 푹 빠지지 않는 한 도박은 고령자에게 뇌의 노화 방지에 도움이 되는 '유익무해한 게임'이라고 할 수 있다.

돈은 무덤까지 가져가면 안 된다

옛말에 '돈은 돌고 돈다'라는 말이 있다. 특히 자본주의 사회에서 돈은 마치 혈액과 같기 때문에 막히면 금세 사회 전체가 동맥경화를 일으킨다. 따라서 적어도 자본주의 사회에서는 돈을 쓰는 것이 미덕이다.

나는 현재의 노년 세대가 경시를 받는 이유 중 하나는 돈을 쌓기만 하고 쓰지 않는 것에 있지 않을까 추측한다. 물론 현재 사회의 폐쇄감이나 미래에 대한 막연한 불안감 때문에 믿는 구석이라고는 돈밖에 없다는 마음도 이해는 간다.

그러나 잠시 생각해 보자. 쓰지 않은 채 세상을 뜨면 저축이고 뭐고 아무런 의미가 없다. 말 그대로 돈은 무덤까지 가져가지 못한다. 게다가 돈을 쓰면 사회가 활성화된다는 원리로 봤을 때, 노년 세대가 돈을 쓰면 사회에서 무시할 수 없는 존재가 된다. 요컨대 '손님이 왕'인 것이다.

그러니 쓸 수 있는 돈은 본인이나 아내(남편)를 위해 팍팍 써야 한다. 물론 낭비를 하라는 말은 아니다. 본인이나 아내(남편)가 인생 참 행복하다는 생각이 들 수 있도록 충실한 시간을 위해 써야 한다. 가능하면 '물건'보다는 '행동', 다시 말해 체험에 써야 할 것이다. 왜냐하면 '물건'은 안티에이징에 영향을 주지 않지만, '행동'은 확실히 몸과 마음을 활성화한다. 친구와 어울리고 맛있는 음식을 먹고 여행, 영화나 음악, 미술 감상, 배우고 싶었던 것을 배우는 등 잘 생각해 보면 인생을 풍요롭고 알차게 만들 수 있는 '행동'은 얼마든지 있다.

아무튼 인생의 마지막에 돈을 전부 다 쓰는 것이 가장 이상적인 소비인 듯하다. 그저 황천길을 건너는 삯으로 여섯 푼 정도만 장례비용으로 남겨 두면 좋지 않을까?

욕망을 긍정하다

나이가 들면 그에 맞게 점점 원숙해지고 깨달음의 경지에 이르는 것을 이상적으로 여기는 전통이 있다. 그러나 나이가 들었다고 해서 반드시 원숙해야 할 필요는 없다고 생각한다. 살아 있는 동안에는 최선을 다해 살려는 자세, 즉 생명력 자체에 진실한 '아름다움'이 깃든다고 생각하기 때문이다. 이러한 생명력의 원천은 '욕망'이다. 따라서 인간의 욕망을 억압하는 것은 생명에 대한 모독이 아닐까? 또한 무언가를 이루고 싶다는 온갖 욕망은 유사 이래 인간 사회를 진화시킨 원동력이 되었다.

물론 인간이 사회적 동물인 이상 범죄나 그와 유사한 행위는 용납되지 않는다. 그러나 혹여 세상에서 말하는 도덕 개념을 거스르는 행위일지라도 그것이 타인에게 어떠한 타격을 주지 않을 때는 개인이 사적인 범위 안에서 무엇을 하든 자유로워야 할 것이다.

근래 들어 언론의 집요한 추적으로 연예인의 불륜이 세상에 밝혀져 당사자들이 공식적으로 사죄하거나 해명하는 광경을 자주 본다. 정말 의아한데, 그들은 대체 누구에게 어떤 이유로 사죄나 해명을 하고 있는 것일까? 사죄를 한다면 배우자나 파트너에게 해야 할 것이다.

애초에 불륜이란 남녀 사이의 지극히 개인적인 일이며 타인이 개입할 일은 아니다. 그야 아내 혹은 남편이 자신의 파트너를 불신하거나 불쾌한 마음을 가지는 것은 자연스러운 감정이겠지만, 그건 어디까지나 당사자들의 문제다. 본 적도 없는 타인들에게 지탄 받을 일은 아니다. 따라서 공적으로 사죄할 필요는 없다.

하물며 황색지 기사는 자칫하면 범죄자를 고발하는 듯한 필치로 작성되어 있다. 그리고 기사를 읽은 대중들은 인터넷에 불륜이라는 '부도덕'을 규탄하며 평소 갖고 있던 사적인 울분을 속 시원히 쏟아낸다.

이상하리만치 강한 열정을 가지고 불륜 스캔들을 좇는 편집자나 기자들은 자신들이 사회의 윤리나 도덕을 수호하는 선도부라도 된 줄 아는 것인가. 그들 중에 과연 불륜 같은 '반사회적 행위'를 했던 사람이 단 한 명도 없을까? 언론은 유명인이 자신들과 달리 '공인'이기 때문에 그 가족을 포함해서 얼마든지 프라이버시를 밝혀도 좋다고 말하는데, 정말 이상한 논리다. 정치가는 정치 능력을 따져야 할 테고 연예인은 예술의 퀄리티가 평가 대상이어야 한다. 그밖에 개인적인 사정은 범죄가 아닌 이상 공인이든 일반인이든 똑같이 보호되어야 한다.

연애 감정이나 성욕은 공인이든 일반인이든 차이가 없다. 인간의 보편적 본능이기 때문이다. 나아가 학력이나 직업, 지위, 연령, 성별도 관계가 없다. 같은 인간이기 때문이다.

요컨대 대중들은 누군가를 벌하고 싶은 것이다. 타인의 부정을 규탄하여 후련해지고 싶은 것이다. 그리고 언론은 그러한 대중의 어두운 정념을 집어내서 그와 부합하는 기사를 흘린다. 왜일까? 잘 팔리기 때문이다. 다시 말해 돈 문제다. 그러나 이러한 언론과 대중의 관계, 타인에게 벌주는 감정은 비루하고 해롭기 짝이 없다. 내가 불륜을 권하는 것은 아니다. 그러나 자신과 상관도 없는 타인의 연애나 성생활을 폭로하거나 그것을 알고 제재를 가하려는 감성은 어딘지 모르게 일그러진 심리가 잠들어 있기 때문이라고 생각한다.

아무튼 욕망을 품는다는 것은 살아 있다는 증거이다. 욕망이 사라지면 노화가 진행되어 생명의 불빛이 꺼지기 시작한다는 뜻이다.

일반적으로 회사 조직은 세상에서 말하는 '상식'을 가지고 사원을 관리한다. 그렇게 해야 '세간'을 대상으로 하는 사회 활동으로써 사업을 하기에 좋기 때문이다. 또한 잠재적으로 동질성, 균질성에 대한 지향이 높은 사회에서는 남과 다른 사고나 행동은 무조건 이단으로 취급당하기 쉽다. 그러나 한 번뿐인 인생이지 않은가. 조직의 멍에에서 해방된 노년 세대들은 더 자유로운 정신을 갖고 욕망을 긍정하면서 살아야 하지 않을까?

호색을 해라

노화가 마음에서 시작한다는 말은 이미 설명했다. 그러니 항노화도 우선 마음부터 해야 한다. 그리고 마음의 안티에이징, 다시 말해 전두엽의 활성화에는 자극이 필요하다. 자극이라는 말로 아울러 이야기했지만 거기에는 지적 자극, 심미적 자극, 비일상적 자극 등 여러 가지가 있다. 그중에서도 성적 자극은 가장 알기 쉽고 직선적인 자극이라고 할 수 있겠다.

그런데 아직도 성욕이 상스러운 욕망이고 부도덕한 생각이라는 분위기가 있는 듯하다. 그러나 그것은 큰 오해이다. 성욕은 인간에게 아주 중요한 본능 중 하나다. 지성이 높든 낮든, 성격이 좋든 나쁘든, 지위가 높든 낮든 상관없이 인간이 동등하게 갖춘 본능이다. 만약 성욕을 품는 것이 부도덕한 일이라면, 나는 주저 없이 부도덕한 일을 권장하겠다. 특히 노년 세대들에게는 더 그렇다.

노화가 찾아오면 일반적으로 성욕이 감퇴한다. 그러나 이는 성욕이라기보다는 행동 의욕이 감퇴했다고 보는 편이 더 정확할 것이다. 왜냐하면 이성에 대한 성적 욕망 자체는 나이가 들어도 좀처럼 없어지지 않기 때문이다. 한편 노년이 되면 기질적으로는 발기력이 약해진다. 그리고 그 사실이 오랫동안 노인들에게 심리적 억압을 주어 섹스에 대한 의욕에 제동을 걸었다. 그러나 1999년에 ED(발기부전) 치료제인 비아그라가 인가되면서 사정이 변했다. 비아그라는 몇 시간이기는 하지만 발기력을 회복할 수 있는 획기적인 약인데, 비뇨기과에 가면 누구든 간단한 문진을 받고 손에 넣을 수 있다.

비아그라는 원래 협심증 치료제로 개발되었는데, 혈관 확장 작용이 심장 이상으로 음경에 잘 들어서 ED 치료제로 발매되었다는 경위가 있다. 게다가 비아그라의 효능은 ED 치료에서 그치지 않고 혈관 내피 기능을 높여 동맥경화 때문에 혈액 순환이 나빠진 혈관을 개선한다는 사실이 최근 들어 밝혀졌다. 요컨대 혈관을 젊게 만드는 효능이다. 혈관이 젊어지면 몸의 여러 기능도 개선된다. 하루에 한두 번 지속해서 복용하면 내당능(높아진 혈당치를 정상으로 돌리는 힘)이나 산화 스트레스(체내에서 과잉 생성된 활성산소)를 줄이는 효과가 있다는 사실도 알려졌다.

아무튼 섹스는 남녀를 불문하고 누구에게나 강한 자극을 가져다준다. 따라서 항노화라는 측면에서 보면 노년이 되어도 의식적으로 성적 관심을 가져야 한다. 또한 부부 관계에 자극이 없어졌다면 가끔은 유흥업소에서 노는 것도 나쁘지 않을 것이다. 참고로 최근에는 여성용 유흥 서비스도 생겼다고 한다.

주변에서는 불량 호색한 노인이라고 생각할지도 모르겠지만, '불량이면 어때, 괜한 오지랖 부리지 말고 내버려 둬, 나는 나대로 살 테니까'라며 강하게 밀어붙이는 것은 어떨까.

노년 세대의 부부 관계

한때 '가면부부'나 '황혼이혼'이라는 말이 화제에 올랐다는 사실을 여러분도 기억할 것이다. 가면부부란 가정 밖 세상에는 평범한 부부인 척 연기하지만, 가정 안에서는 서로 말도 하지 않고 거의 별거 상태에 있는 부부를 가리키는 말이다. 황혼이혼이란 남편의 정년퇴직 등을 계기로 예순을 넘어서 하는 이혼을 가리킨다. 참고로 이혼신고는 아내가 먼저 내는 경우가 압도적으로 많다고 한다.

언론은 가면부부도 황혼이혼도 모두 사회 문제인 것처럼 다뤘는데, 곰곰이 생각해 보면 문제될 것도 없다. 일어나야 할 일이 일어나 생긴 현상일 뿐이다. 애초에 일부일처제는 인간의 자연스러운 본능에 맞는 제도가 아니라 인류가 사회화하면서 다양한 사회적 규범과 함께 생겨난 제도다. 자손을 남기려는 본능을 고도화된 인간 사회에서 정착시키기 위해 일부일처제는 합리적이었다고 할 수 있을지도 모른다. 그러나 수명이 크게 늘어나고 정보화가 발전하여 자극이 다양화된 현재, 기본적으로 백년해로해야 한다는 기존 혼인 제도는 분명 흔들리고 있다. 이제 이혼은 신기한 일도 아니다.

확실히 결혼하고 나서 한 번도 싸운 적이 없고 다시 태어나도 결혼하겠다고 할 만큼 사이좋은 부부도 있다. 이상적인 결혼이라고 할 수 있을 것이다. 그러나 아쉽게도 그런 부부는 지극히 적은 듯하다.

일반적으로 피가 섞이지 않은 타인과 타인이 만나 부부를 이루는데, 둘은 각각 개성도 살아 온 환경도 다르고 성별에 따른 기본적 차이까지 있다. 한 지붕 아래에서 오랫동안 같이 먹고 자면 혈육들도 자칫 서로 부딪히기 마련이다. 하물며 생판 모르던 남과 얼굴을 마주보고 사는데 그 관계가 삐걱거리는 것은 오히려 자연스러운 현상이다. 그런데도 보통 결혼 생활이 길게 이어지는 이유는 무엇일까?

하나는 자식의 존재다. 자식은 틀림없는 부부 두 사람의 혈연자이다. 그리고 육아는 동물의 본능이며 인간 사회에서는 부부가 공동으로 하는 것이 일반적이다. 또 다른 이유는

DV(Domestic Violence, 가정 내 폭력) 등 심각하고 절박한 문제가 없는 한 이혼했을 때 발생하는 여러 가지 번거로운 것들에 심리적인 저항감이 생기기 때문이다. 한 마디로 귀찮은 것이다. 상대방에 대한 관심이 없어졌다 해도 서로 조금만 참으면 어떻게든 넘어갈 수 있다는 것이다. 이렇게 해서 '가면 부부'가 생긴다.

상대에게 관심이 없고 애착이 느껴지지 않을 뿐 집에 같이 있는 것에 크게 스트레스를 느끼지 않는다면 인내할 수는 있을 것이다. 그러나 서로 말도 하지 않고 얼굴도 보기 싫은 수준까지 부부관계가 악화되었다면 당연히 서로 매우 큰 스트레스가 될 것이다. 그러한 상태에 있다면 망설일 것 없이 서로 이야기해서 이혼을 해야 한다. 중요한 인생의 후반에 매일 스트레스를 느끼며 보내는 것은 무의미하다.

한편 남편의 정년퇴직을 하나의 계기로 부부관계에 마침표를 찍는 '황혼이혼'이 늘어나는 데는 이유가 있다.

아이가 자립하여 부부 모두 육아를 할 의무에서 벗어났다는 점이다.

처음에 설명했듯이 여성은 폐경기 언저리부터 남성 호르몬이 증가해 활동적이 된다는 점이다.

남성은 남성 호르몬이 감소하여 활동 의욕이 감퇴한다는 점이다.

여성의 권리 의식이 높아졌다는 점이다.

여러 가지 요인이 황혼이혼이 증가하는 배경에 있다고 추측된다.

현재의 노년 세대들은 아내의 대부분이 전업주부 혹은 주부 겸 파트타임 노동자이다. 주부의 노동이 과소평가되고 있지만, 육아, 장보기, 요리, 세탁, 청소, 파트타임 근무 등 노동의 총량은 결코 작지 않다. 한편 남편들은 대개 가사 노동에 비협조적이다.

그래서 그러한 생활을 오랜 기간 동안 계속해 왔던 아내가 남편의 정년을 계기로 자립해서 새로운 인생을 보내자는 생각을 해도 이상하지 않다.

백세 인생이라고들 하는 현재, 아내 입장에서 봤을 때 남은 후반 인생도 계속 남편의 뒤치다꺼리를 해야 한다는 생각이 들면 암담해질 것이다.

한편 앞으로 한가로이 살 수 있을 줄 알았더니 갑자기 아내가 이혼 이야기를 꺼내면 남편 입장에서는 큰 충격일지도 모른다. 그러나 아내에게도 인격이 있으며 남편 전용 가정부

가 아니다. 옛날이면 몰라도 아내가 자신들의 의향만 유유낙
낙 따르는 시대는 지났다는 사실을 남편들은 의식할 필요가
있다.

그러나 모든 것은 생각하기 나름이다. 둘 다 정신적으로
자립해서 말 그대로 '제2의 인생'을 걷는 것이라고 생각하면
충격은 누그러지고 오히려 의욕이 생기지 않을까? 흔쾌히 아
내의 제안을 승낙하고 연금을 포함한 모든 재산을 이등분하
여 남은 인생을 각자 신선한 기분으로 살아가는 것이다. 서로
죽어라 미워해서 헤어지지 않는 한 가끔 만나 친구처럼 식사
라도 하면 된다.

그래도 아내와 헤어지고 싶지 않다면 지금까지와 다른 발
상으로 부부관계를 새로 구축해야 할 것이다. 집안일 분담은
물론이고 서로 상대를 속박하지 않고 자유롭게 사는 것이다.
각자 좋아하는 음식을 먹고 좋아하는 곳에도 가고 좋아하는
친구들과도 마음껏 어울리면서 말이다. 내가 '님도 남도 아닌
부부'라고 부르는 제2의 부부 생활이다. 정말 깔끔하고 멋진
관계 아닌가.

아무튼 결코 짧지 않은 인생의 후반전이다. 부부 관계도
고정관념에 사로잡힐 필요는 없다. 무엇보다 인내하면서 하
루하루를 사는 것은 그야말로 인생 낭비다.

사랑은 아득한 날의 불꽃놀이가 아니다

1994년에 버블 시대를 상징하는 마지막 거품으로 유명한 거대 디스코장 '줄리아나 도쿄'가 문을 닫았다.

그해의 유행어 대상으로는 '취직 빙하기', '가격 파괴'가 뽑혔다. 밝고 향락적이며 꿈같던 시대는 막을 내리고 '잃어버린 시대'가 시작되었다.

그런 시대에 어느 양주 메이커의 캠페인 광고가 조용히 화제가 되었다. '사랑은 아득한 날의 불꽃놀이가 아니다'라는 카피가 메인으로 나왔다. 유명 화장품을 비롯하여 수많은 광고의 카피라이터로 유명한 오노다 다카오 씨가 쓴 카피였다.

이 광고에는 남성 버전과 여성 버전이 있었는데, 각 버전에서는 기혼으로 보이는 서민 중년 남성(나가쓰카 교조)과 중년 여성(다나카 유코)을 주인공으로 내세워 일상 속에서 일어나는 작은 사랑의 설렘을 서정적으로 묘사했다. 오노다 씨는 저서 《직업, 카피라이터》에서 '단카이 세대 즈음에 태어난 쇼와의 전사들은 지칠 대로 지쳐 있었다. 무엇이 그들의 마음을 어루만져 주고, 누가 그들에게 용기를 불어넣어 줄 수 있을까' 하고 생각하면서 이 카피를 썼다고 서술했다. 다시 말해 광고의 타깃은 당시 단카이 세대와 그 전후이므로 현재의 영 올드 세대였다.

사랑은 아득한 날의 불꽃놀이가 아니다. 정말이지 빼어난 카피다. 연애는 젊은이의 전매특허가 아니다. 사람이 사랑하는 감정을 품는 데 나이나 성별, 기혼인지 미혼인지는 상관이 없다. 나아가 성적인 관계가 있는지 없는지도 상관이 없다.

사랑은 마음의 젊음을 유지하는 데 절대적인 위력을 발휘한다. 연애할 때는 엔도르핀, 도파민, 세로토닌, 옥시토신 등 내뇌 호르몬이 대량으로 분배되는데, 이러한 호르몬은 행복감, 쾌감, 애정, 평온함 등 여러 감정을 일깨운다. 다시 말해 행복감에 젖어들고 싶다면 주저 말고 연애를 하라는 것이다.

노인이라고 해서 연애 감정을 억제하는 것은 난센스이다. '나이도 먹을 만큼 먹었으면서'라는 외부 목소리는 무시하고 언제든지 사랑이라는 불꽃을 쏘아 올릴 수 있는 여백을 마음속에 만들어 놓자.

생각해 보니 단카이 세대 사람들이 어렸을 적에 하타케야마 미도리가 불러서 대히트를 친 〈사랑은 호랑이 담배 피우던 시절부터〉라는 노래가 있었다. 호시노 데쓰로가 쓴 가사는 이렇다.

사랑을 하세요, 사랑을 해요
둥실둥실 들뜬 마음으로 살아요

뜨거운 눈물도 흘리세요

옛날 사람들은 말했어요

사랑은 할수록 윤기가 난다고

확실히 사랑은 먼 옛날부터 인간에게 행복을 가져다주고 젊음을 되찾아 주는 근사한 감정이기는 했다.

항상 세련되고 멋있게

아득한 옛날부터 사람들이 치장에 신경을 썼다는 사실은 발견된 여러 장식품들을 보면 알 수 있다. 열심히 꾸며서 이성에게 인기 있고 싶다는 감정, 다시 말해 멋을 부리는 것은 인간의 본능적인 감정의 표출이다.

그러나 노인이 되면 보통은 멋을 부려야겠다는 의욕이 점점 감퇴한다. 그래서 나이가 들면 생활 전체가 칙칙한 색을 띠게 된다. 식사는 갈색이 많아지고 옷은 회색이 많아진다. 그런데 서양인들은 나이가 들수록 옷 색깔이 밝고 화려해지는 경향이 있다. 그들은 평균 수명이 일본인보다 짧지만, 고기를 먹기 때문인지 대개 나이가 들어도 삶에 대한 의욕이 왕성하다.

참고로 내가 태어난 오사카의 아주머니들은 '표범무늬를

좋아한다'는 이야기가 텔레비전에서 종종 소개되는데 이건 사실이다. 오사카의 중장년 여성은 표범무늬뿐만 아니라 원색이나 대담한 꽃무늬 등 일반적으로 화려한 옷을 아주 좋아한다. 센스는 둘째 치고 그녀들은 서양인들처럼 삶에 대한 의욕이 왕성하고 마음이 젊은 것이다.

흔히 '남자이길 포기한다'라거나 '여자이길 포기한다'라는 말을 하는데, 이는 섹슈얼리티를 포기하는 것이나 다름없다. 수치심이 약해지고 몸단장에 무심해지며 사람들 앞에서 옷을 갈아입어도 신경 쓰이지 않는다면 노화가 진행되었다는 증거이다. 감정이 노화하면 매사가 전부 귀찮아지고 감흥도 사라진다.

남녀 상관없이 언제까지나 젊은 마음을 유지하기 위해서 치장을 하는 것은 무척 유익하다. 치장이라고는 하지만 딱히 비싼 옷이나 장식품을 몸에 두르라는 말이 아니다. 포멀과 캐주얼에 상관없이 마음에 드는 옷을 입는 것, 다시 말해 패션에 개성을 가지라는 것이다.

좋아하는 옷을 두르기만 해도 왠지 신이 나서 당장이라도 나가 누군가를 만나고 싶어질 것이다.

사람들은 자주 '보이지 않는 곳에서 멋을 부린다'라는 말을 하는데, 맞는 말이다. 보이지 않는 곳, 그것은 바로 속옷이다.

속옷은 보이지 않으니까 아무거나 입어도 되지 않을까 생각할 수도 있지만 그렇지 않다. 며칠이나 갈아입지 않고 누레진 속옷이나 늘어나서 당장이라도 찢어질 것 같은 낡은 속옷, 정말 좋지 않다. 생각해 보라. 밖에서 예기치 못한 사고를 당해 병원에 실려 갔는데, 더러운 속옷을 입고 있으면 보기 흉하지 않은가. 그리고 언제 어딘가에서 이성에게 속옷을 보일 기회가 생기지 말라는 법도 없다.

그러니 평소부터 속옷을 포함하여 옷에 신경 쓰는 습관을 들이는 것은 노인들에게 아주 중요하다.

아무튼 인간은 멋을 부리지 않는 순간 끝장이다. 노인이 되어도, 아니 노인이니까 더욱 외모도 마음도 '항상 세련되고 멋있게'라는 의식을 갖고 싶은 법이다.

물건에 집착하지 않기

나이가 들면서 뇌의 노화가 진행됐을 때 자주 보이는 심적 현상 중 하나로 물품에 대한 집착을 꼽을 수 있다. 방송에서 단골로 등장하는 쓰레기장 같은 집의 주인이 바로 그 전형이다. 밖에 있는 쓰레기까지 갖고 와서 쌓아 두는 쓰레기장 같은 집은 극단적인 예지만 일반적으로 노화가 진행되면 이것저것 다 쌓아 놓는 성질이 나온다.

오래 전에 받은 과자 등 기한이 이미 지났는데도 버리지 않고 포장지나 상자나 빈 병도 전부 다 모아둔다. 결국 방은 필요 없는 것들로 넘치게 된다. 그리고 가족이 필요 없는 물건들을 버리는 시늉만 해도 격렬하게 저항하면 치매 발병의 전조라고 봐도 좋을 것이다. 그렇게 되기 전에 최대한 물건을 적게 줄여서 간단하고 청결한 생활을 하고자 유념하면 마음이 노화를 예방할 수 있다.

물건을 아끼며 쓰는 것은 나쁜 일이 아니다. 그러나 기한을 지나 이제 먹지 못하는 음식이나 쓰지 않는 물건은 역시 처분해야 할 것이다. 언젠가 쓸지도 모른다는 생각에 놔둬도 그 후에 쓸 일은 거의 없다. 1년 동안 입지 않았던 옷은 몇 년이 지나도 입을 일이 없다.

인터넷을 활용하여 뇌를 활성화

핸드폰 단말기가 보급되고 인터넷이 발달하면서 최근 십 몇 년 동안 현대사회 구조는 패러다임 시프트라 불러도 좋을 만큼 큰 변화를 이루었다. 그리고 누구나 인터넷을 경유해서 전 세계의 정치, 경제, 문화 등을 비롯하여 온갖 영역에 걸친 방대한 정보에 접근할 수 있게 되었다. 또한 직접 정보를 내보낼 수도 있게 되었다.

그밖에 그날의 뉴스나 날씨 정보, 사전, 번역, 게임, 음악이나 동영상 시청, 상품이나 서비스 구입, 레스토랑이나 숙박시설 예약, 금융 기관과의 거래, 공적 서비스 이용 등등 많은 기능을 인터넷상에서 이용할 수 있게 되었다. 나아가 기업이나 개인이 제공하는 유료 무료 애플리케이션을 이용하면 그 기능은 다 셀 수가 없을 만큼 많아진다.

현재 컴퓨터나 스마트폰은 일뿐만 아니라 일상생활에도 짜인 필수품, 그야말로 만능 툴(도구)이라고 할 수 있을 것이다. 그리고 그것들을 얼마나 능숙하게 활용할 수 있는지에 따라 큰 정보 격차가 생긴다.

참고로 덴쓰(일본 최대 광고 대리점)에 따르면, 2019년의 인터넷 광고 매출은 2조 1048억 엔을 올려 텔레비전(1조 1662억 엔)을 처음으로 제쳤다. 매체로써 인터넷의 힘은 앞으로 점점 더 강해질 것이다.

또한 총무성의 발표에 따르면, 2017년의 인터넷 이용자는 60세 이하가 95% 이상, 60대에는 74%, 70대에는 47%, 80대 이상은 20%였다.

역시 70세 이상의 이용률은 크게 떨어졌다. 그래도 의외라고 할 수 있을 만큼 많은 고령자들이 인터넷에 접속하고 있다는 사실을 알 수 있다.

그러나 총무성 조사에서는 인터넷을 이용하는 노년 세대들도 그 대부분은 전화, 메일, 사진 촬영 등의 기본 기능과 뉴스나 날씨 정보 열람 등으로 사용 범위가 한정되어 있는 듯하다. 그런데 그 정도만 쓰는 건 너무 아깝다.

이미 실천하고 있는 사람들에게는 부처님한테 설법을 가르치려 드는 것일 수도 있겠지만 노년 세대들에게는 직접 정보를 내보내라고 권하고 싶다.

인터넷상에서 정보를 내보내는 자리를 제공하는 서비스는 블로그나 SNS(소셜 네트워크 서비스)라 불리는 페이스북, 트위터, 인스타그램 등이 있다. 블로그와 SNS의 차이는 얼추 말하자면 이렇다. 블로그는 불특정다수의 독자들을 대상으로 하는 반면, SNS는 기존의 친구 및 친구의 친구라는 식으로 정보를 내보내는 당사자에 따라 어느 정도 정해진 독자를 대상으로 한다.

내보낼 수 있는 정보는 주변에서 일어나는 잡다한 일들, 개인적인 취미나 조사 연구, 정치 경제 사회와 관련된 시평 등 다채롭다. 요컨대 명예 훼손을 하거나 공공연히 음란한 말을 하는 등 법적인 내용이 아닌 이상 기본적으로 어떤 말을 해도 자유다.

내가 노인들에게 블로그나 SNS를 추천하는 이유는 뇌의 안티에이징에 무척 효과적이기 때문이다. 당연히 정보를 발신하려면 직접 글을 써야 하는데, 글을 쓴다는 행위는 뇌를 자극하고 활성화한다. 개인적인 메모나 정형적인 기업 문서 등과 달리 공개를 전제로 한 글을 쓰기 위해서는 머리를 풀가동해야 한다.

보통 문장은 그래머(문법), 로직(논리 전개), 레토릭(미사여구)이라는 세 가지 요소로 이루어져 있다. 거기에 하나의 문장에 강약을 주려면 '기승전결'이라는 전체 구성도 생각해야 한다.

그리고 글을 작성할 때 생기는 이러한 사고 과정은 모두 뛰어난 뇌 트레이닝이 된다.

또한 인터넷은 쌍방향성이라는 특징을 갖고 있다는 점에서 봤을 때, 공개한 글에는 독자들이 댓글을 달아 모르는 사람들과 대화할 기회가 생긴다.

따라서 어떤 테마에 대한 관심을 공유하는 친구가 생긴다는 장점도 있다.

그런 이유로 부디 블로그나 SNS에 도전해 보기 바란다. 절차나 설정이 번거롭다면 자녀나 손주 혹은 IT 기기에 밝은 친구에게 배우면 된다. 막상 해보면 상상보다 훨씬 더 간단할 것이다.

텔레비전을 버리고 거리로 나가자

텔레비전은 안방에 군림하며 일반 대중들에게 엄청난 영향력을 가져왔다.

세론이나 사회적 분위기는 텔레비전이 주도해서 만들어 왔다고 해도 지나치지 않을 것이다. 언론이 맡아 왔던 주인공 자리를 인터넷에게 빼앗기고 있는 현재에도 텔레비전의 영향력은 아직 크다고 할 수 있다.

그러나 NHK를 제외하고 무료로 도쿄의 주요 방송국들이 일방적으로 전국에 내보내는 프로그램들은 시청자들을 자칫 사고 정지 상태에 빠지게 하는 측면도 갖고 있다.

또한 반복해서 흘러나오는 메시지성을 띤 영상은 시청자의 잠재의식에 영향을 주어 하나의 결론으로 이끄는 서브리미널 효과가 있다.

그래도 밖에 나가 일하는 세대는 하루의 대부분을 텔레비전에서 해방되어 살고 있지만 24시간이 모두 가처분 시간이 된 노년 세대들에게 텔레비전의 존재는 위험하다고 해도 좋을 정도다.

확실히 뉴스나 일기 예보, 스포츠 중계나 원예 요리 등 취미 실용 프로그램은 도움이 될지도 모른다. 또한 일부 뛰어난 다큐멘터리나 드라마도 있다. 그러나 어느 채널을 돌려도 비슷비슷한 프로그램, 다시 말해 개그라고도 할 수 없이 자기들끼리만 아는 농담만 늘어놓는 프로그램, 수박 겉핥기식 정보만 내보내는 예능이나 와이드쇼가 대부분이다. 딱 잘라 말하지만 이러한 프로그램은 아무 짝에도 소용이 없다. 요즘 방송들은 전보다 훨씬 더 심각한 상태가 된 듯하다. '텔레비전을 계속 보면 바보가 된다'라는 것이 나의 지론이다. 시청률 지상주의의 폐해를 입은 방송들을 시청하면 늘 따라다니는 반지성, 타벌 감정, 부화뇌동이라는 요소는 현대사회의 병리라고 해도 이상하지 않다.

아무튼 집에 틀어박혀 하루 종일 텔레비전을 틀어 놓고 계속 보는 생활은 고령자들에게 사고력의 저하를 불러일으키고 전두엽의 열화를 촉진하여 확실히 몸과 마음의 노화가 진행된다.

현재 영 올드에 속하는 사람들은 텔레비전을 보면서 자란 제1세대지만 이제 그만 텔레비전을 졸업해야 하지 않을까?

텔레비전 전원을 끄고 밖에 나가 햇빛을 쐬어 보는 건 어떨까. 그리고 거리를 걸어보는 것이다. 텔레비전 화면에 나오는 영상이 아닌 진짜 현실 세계는 신선한 자극으로 넘치고 온갖 '배움'이나 '깨달음'을 줄 것이다.

모든 것을 의심하라

그 유명한 《자본론》을 쓴 칼 마르크스는 딸 제니에게 '좋아하는 말이 뭐야?'라는 질문을 받고 '모든 것을 의심하라'라고 답했다. 그의 인생관을 표현한 말이다. 마르크스가 말하는 '의심하라'란 '항상 자신의 머리로 생각해라'라는 뜻과 다름없다. 과연 마르크스, 실로 날카로운 경구이다.

언론은 매일 일어나는 사상을 뉴스로 거론해 논평하고, 텔레비전 와이드쇼에서는 해설자가 그럴듯한 의견을 말하고 있다. 그리고 대부분의 독자나 시청자, 즉 대중이 그것들을 곧이곧대로 받아들여 세간의 상식 비슷한 것, 사회적인 분위기 같은 것이 조성된다. '재정난의 원인은 노령자들의 존재에 있다'라는 상식 등이 그런 전형일 것이다.

그러나 온갖 사상은 입체적이라 정면에서 볼 뿐만 아니라 비스듬히 보기도 하고 뒤로 가서 보기도 해야 그 전체적인 윤곽을 정확히 파악할 수 있다. 또한 어떤 판단을 내릴 때는 항상 증거를 체크하는 자세가 특히 중요하다.

'물은 낮은 곳으로 흐르고 사람은 쉬운 곳으로 흐른다'라는 말이 있다. 알기 쉽고 받아들이기 쉬운 언설은 뇌에 부담이 되지 않아 편하다. 그러나 그러한 언설을 접했을 때는 속지 않도록 유심히 읽거나 듣는 것이 정신을 올바르게 다잡는 법이라고 생각한다. '정말 그럴까?'라며 쿠션을 하나 두고 자신의 머리로 생각해 보는 것이다. 특히 인터넷에서 유통되는 정보는 머리로 의심하고 받아들이는 것이 올바른 작법이다. 미국에서 문제가 된 가짜 뉴스는 말할 것도 없고, 익명이 쓴 헛소문이 밥 먹듯이 확산되고 있으니 주의가 필요하다. 텔레비전도 스폰서나 정부에 촌탁해서 거짓은 아니겠지만 치우친 뉴스를 내보낸다. 노인들의 심신 건강에 가장 나쁜 '스테이홈' 같은 생활을 감염증 학자의 말만 듣고 추천하는 것이 텔레비전이다.

모든 사람이 같은 방향을 바라본 상태로 사회의 '기분' 같은 것이 조성되고 소수파는 배제되는 현상, 즉 포퓰리즘이 때로는 큰 화를 초래한다는 사실은 역사가 가르쳐 준다.

예를 들면 전후의 일본인은 태평양전쟁의 책임을 모두 군부에게 떠넘겼지만 그건 잘못되었다. 물론 전쟁 지도자의 책임은 면할 수 없겠지만, 그것을 선동한 것은 대신문(메이지시대 초기의 신문 종류 중 하나. 지식 계급을 대상으로 주로 정치 문제를 다뤘던 신문)을 비롯한 언론과 대다수 국민들의 열광이었다. 군부와 언론과 대중이 서로 영향을 주면서 망국 전쟁으로 돌진했다는 것이 그 전쟁의 실상이다.

미국을 상대로 전쟁을 시작했을 때 총리였던 도조 히데키는 강경한 주전론자였는데, 쇼와 천황에게 화평의 뜻을 전달받고 자신의 의견을 굽혀 전쟁 시작 직전까지 전쟁을 피하기 위해 바삐 뛰어다녔다. 그때 도조의 자택에는 일반 국민들에게 '빨리 전쟁을 해라, 겁쟁이', '비국민, 전쟁이 두렵더냐' 등의 협박장 비슷한 편지가 대량으로 날아왔다고 한다. 또한 대신문은 대중의 열광을 펀들어 너나 할 것 없이 모두 전쟁 추진 캠페인을 벌였다. 이러한 권력과 언론과 대중의 공범 관계의 본질은 현재에도 그다지 바뀌지 않았다. 무엇보다 도조는 전진훈(戰陣訓, 전투지의 가르침)에서 '산 채로 포로가 되는 욕을 보이지 않겠다' 등 하찮은 훈시를 보여 몇 십만 명이나 되는 군인들을 자살로 몰아넣었으면서, 정작 자신은 '도조의 얼굴에 먹칠을 하지 마세요'라며 부하가 건넨 총에 스스로 목숨을 끊지 못했다.

살짝 이야기가 벗어나고 말았다.

아무튼 정부나 언론이 흘린 언설을 우선 의심해 보는 버릇, 그리고 자기 나름대로 생각해 보는 버릇을 들여야 한다. 그리고 평소부터 하나의 상식 비슷한 언설에 이론이나 반론을 의식적으로 체크해야 한다. 그러한 습관을 들이면 고령자는 노화하고 있는 뇌를 활성화할 수 있다. 또한 뇌가 활성화되면 보이스 피싱 같은 어쭙잖은 사기에 당할 일도 없어진다.

자원봉사를 해라

인간은 원래 이기적인 존재이기는 하지만 한편으로는 종종 이타적인 행동, 다시 말해 시간, 노동, 금전 등을 들어 대가를 바라지 않고 타인에게 이익을 주는 행동을 보인다.

이렇게 피가 연결되어 있지 않은 타인에게 하는 인간 고유의 이타적인 행동은 사회심리학은 물론이고 뇌신경과학, 진화생물학 등의 영역에서도 중요한 연구 테마가 되어 왔다.

아무튼 2018년에 야마구치현에서 행방불명이 된 두 살 난 남자아이를 구출한 자원봉사자 한 사람이 단숨에 각광을 받았다. 이 사람은 오이타현에 사는 '슈퍼 자원봉사자' 오바타 하루오 씨이다. 오바타 씨는 운영하던 생선 가게를 65세 때 접고 여생을 사회에 쏟아 붓겠다고 굳게 결심했다. 이후 등산길 정비부터 시작해서 동일본대지진을 비롯하여 재해 지역의 봉사활동을 중심으로 다양한 봉사활동을 해왔다. 오바타 씨는 봉사활동에 확고한 신념이 가지고 생활의 대부분을 봉사활동에 쏟았다. 트레이드마크인 흰 수건을 머리에 동여맨 오바타 씨의 얼굴은 햇볕에 그을려 날카로웠으며 움직임도 빠릿빠릿했다. 오바타 씨는 2020년 1월 현재 여든인데, 실로 인생 후반을 알차게 보내고 있다고 할 수 있다.

오바타 씨뿐만 아니라 아프가니스탄 부흥에 30년 이상을 바치다 2019년에 비운의 사고로 유명을 달리한 나카무라 데쓰 의사를 비롯하여 해외 개발도상국에서 농업 기술이나 토목 기술 등 자신의 스킬을 살려 지원 활동을 펼치고 있는 노년의 자원봉사자들이 많이 있다.

누구나 오바타 씨나 나카무라 의사, 혹은 테레사 수녀처럼 엄청난 활동을 할 수 있는 것은 아니다. 그러나 자신이 할 수 있는 범위에서 자원봉사 활동을 하는 것도 고령자들에게는 아주 유익하다. 빈 시간을 이용해서 자신의 특기를 발휘하는 것이다. 예를 들면 작물 기르는 법이나 컴퓨터 스마트폰 사용법 가르치기 혹은 동네 청소만으로도 좋다. 누군가에게 도움이 된다는 감정을 느끼면 승인욕구나 자기애가 충족되며 심신에 좋은 영향을 준다. 결국 자원봉사는 타인을 위한 것이 아니라 자신을 위한다고도 할 수 있다. 정말이지 '베풀면 복이 온다'라는 말이 딱 어울린다.

평생 현역으로 안티에이징

고령자들에게 스트레스가 느껴지지 않는 (괴롭지 않은) 일은 항노화에 큰 효과를 준다.

일반적으로 농업이나 어업에 종사하는 사람들, 장인, 예술이나 디자인 등 창의적인 일을 하는 사람 등 평생 일할 수 있는 직업을 가진 사람들은 치매에 잘 걸리지 않는다고 한다. 또한 여러분도 어렴풋이 느끼지 않았을까 하지만, 특히 정치가들은 대개 연령보다 젊은 사람이 많은 듯하다.

다들 아시다시피 정치가들은 일단 선거에 이겨야 한다. 그리고 정치가가 된다 해도 같은 당에서 의견이 다른 사람이나 대립하는 다른 당의 위원과 치열한 투쟁을 펼치게 된다. 게다가 국가나 국민을 어떤 방향으로 이끌어야 하는지 공적 전략과 정책을 세워야 하며 외국과도 교섭을 하는 등 모든 업무에 자극과 창의성이 넘쳐흐른다. 나이가 많은 정치가도 정력적인 활동을 할 수 있는 이유는 그러한 자극 때문에 노화되어야 할 뇌가 활성화되기 때문이다.

레이건 대통령이나 대처 수상도 치매에 걸리지 않았냐고 반문할 수도 있겠지만, 그들이 정치가가 아니었다면 더 빨리 발병했을 것이다.

아무튼 정년 후에도 자신이 하고 싶은 일을 하거나 혹은 동료와 하고 싶었던 사업을 하는 것은 몸과 마음에 무척 좋은 영향을 준다. 그럴 때는 수입보다도 의욕을 우선해야 한다. 돈을 많이 벌겠다는 마음보다는 하고 싶은 일을 한다는 만족감을 첫 번째로 생각해야 할 것이다.

간병은 팀워크

서장에서도 언급했듯이 60대 정도가 되면 대부분 꼭 부모의 간병 문제가 생긴다. 60대의 부모라고 하면 80~90대인데, 그 나이대에는 치매가 발병하거나 휠체어 생활을 하는 등 삶의 질(QOL)이 극단적으로 저하되어 생활 지원이 필요한 경우가 많아진다. 이른바 간호가 필요한 고령자가 되는 것이다.

간병할 때는 최대한 자신의 일과 같이 해야 되기 때문에 간병에 필요한 여러 가지 작업을 혼자서 다 끌어안지 말아야 한다는 점을 먼저 유의해야 한다. 영 올드라고는 해도 체력도 기력도 젊은 시절과는 다르다. 일반적으로 책임감이 강하고 성실한 사람일수록 자신의 생활을 희생하면서까지 부모님 간병에 힘을 쓰기 쉽다. 그렇게 부모를 위하는 마음은 결코 나쁘지 않다. 그러나 옛날과 달리 평균 수명이 길어진 지금, 재택 간병은 보통 '노노 간병'이기 때문에 상대가 육친일지라도 혼자서 다 하려고 하면 몸과 마음에 상당한 스트레스가 따른다. 그리고 착실한 사람일수록 간병 때문에 좌절했을 때 심리적인 손상이 커서 우울증상을 일으키기 쉬워진다. 최악의 경우에는 실제로 동반 자살에 이르기도 한다.

대가족이 당연했던 옛날에는 가족이 일을 분담했기 때문에 자택 간병도 가능했다. 간병 서비스라는 직업도 없었던 시절에는 그게 공동체의 지혜였다. 한편 핵가족화가 진행되면서 대부분 거주 공간이 좁아진데다가 스트레스의 질량이 옛날과 비교도 되지 않을 정도로 복잡하고 크다. 현대의 일본에서는 애초에 재택 간병 자체에 무리가 있다. 그러나 현재의 일본에는 다양한 간병 관련 공적 서비스가 있다. 그리고 민간 간병 시설도 많다. 게다가 간병 보험료를 계속 내고 있다는 사실도 잊어서는 안 된다.

간병 보험료 징수 대상은 65세 이상인 제1호 피보험자와 40~64세인 제2호 피보험자로 나뉜다. 60대의 부모는 80~90대이므로 원칙적으로 부모의 연금에서 공제한다. (제2호 보험은 급여 공제 아니면 계좌 송금) 이 간병 보험 때문에 대상자의 상황에 따라 지원이 필요하다. 1, 2부터는 간호가 필요, 1~5까지 7등급으로 나누고, 등급에 따라 헬퍼 이용, 휠체어 대여, 데일리 서비스 등 다양한 간병 지원을 받을 수 있다. 그 비용은 수입에 따라 10% 혹은 30%만 부담하면 된다. 간병 보험은 간병할 필요가 생겼을 때를 위해 적립해 두는 것이기 때문에 부담 가질 것 없이 적극적으로 이용해야 한다.

간병 시설로는 민간 유료 노인홈과 사회복지법인 등이 경영하는 특별 양호 노인홈이 있는데, 대부분 그 서비스 내용은 전과 비교해서 상당히 충실해지고 있다.

간병이 필요하게 되었을 때는 이런 간병 관련 정보를 먼저 알아야 한다. 관공서의 복지과 창구에 가면 지역 포괄 지원 센터를 소개해 준다. 센터의 케이스워커에게 현재 상황을 얘기하고 상담하면 간병 인정을 받을 수 있도록 추천해 주고, 추천을 받으면 다음으로 케어 매니저를 소개해 준다. 이 케어 매니저는 케이스에 맞춰서 간병 보험 이용법, 헬퍼, 데일리 서비스, 병원, 시설 정보 등 간병 계획을 주도해 주는 아주 중요한 존재다. 이른바 팀 리더이며 간병에 관한 온갖 구체적인 정보를 케어 매니저에게 전부 다 얻을 수 있을 뿐만 아니라 수속까지 도와준다.

현대의 간병은 팀워크다. 결코 혼자서 다 하려고 하면 안 된다. 형제자매가 있다면 형제자매에 케어 매니저, 헬퍼 등의 멤버로 팀을 구성해서 계획을 세워 간병을 하도록 하자.

부모가 멀리 살고 있는 경우는 물론, 가까이에 사는 경우에도 치매가 진행됐을 때나 어쩔 수 없이 휠체어 생활을 하게 되었을 때는 시설에 입소하기를 권한다.

직접 부모를 간병하고 싶은 마음은 굴뚝같을 것이다. 그러나 약은 약사에게 간병은 프로에게 맡겨야 한다. 예컨대 목욕

하나만 해도 노하우가 있다. 영 마음에 걸린다면 시설을 찾아가 얼굴을 보이면 된다.

아무튼 간병 때문에 무리를 하면 결국 부모와 자식이 같이 불행해진다. 간병할 때는 최대한 합리적으로 생각하자. 그리고 간병을 어떻게 바라봐야 할지 배울 좋은 기회라고 여겨라. 그러면 자신이나 아내(남편)가 간병이 필요해졌을 때 마음의 준비도 할 수 있다.

눈과 귀와 치아 문제

일흔 즈음부터는 보통 일상을 살면서 가장 신경 쓰이는 신체 기능의 노화가 바로 눈과 귀와 치아 아닐까? 물론 눈도 귀도 치아도 젊은 시절과 거의 차이가 없다는 '야생인'도 있겠지만, 지극히 드물다. 글씨가 흐릿해지고 귀도 멀어지며 딱딱한 음식을 먹을 때 주저하게 되는 것은 대부분의 고령자들이 매일 느끼는 직접적인 불쾌감이라고 할 수 있을 것이다.

이러한 삶의 질(QOL)의 기초인 신체 기능 보조를 위한 기구로써 돋보기, 보청기, 틀니를 쓴다는 것을 여러분도 잘 알 것이다. 돋보기나 보청기를 구입할 때는 가게나 인터넷에 직접 가서 사는 게 아니라 전문의에게 상담해서 자신과 가장 잘 맞는 것을 고르도록 유의해야 한다. 그런데 눈과 치아의 치료 기술은 현재 눈에 띄게 진화했다.

노년에 접어들면 누구나 수정체가 쇠퇴하여 노안과 백내장이 한꺼번에 찾아온다. 그러나 놀랍게도 현재는 노안도 가령성 백내장도 라식을 주체로 하는 수술을 하면 동시 치료가 가능해졌다. 고작 15분도 채 되지 않는 수술 시간만 지나면 시각이 극적으로 개선된다. 물론 무통 수술이다. 맨눈으로 멀든 가깝든 상관없이 깨끗하게 보이면 세상이 달라 보이지 않을까?

한편 치아는 턱뼈에 인공 치근을 심는 임플란트 수술이 일반적으로 정착되기 시작했다. 틀니를 넣었다 뺐다 할 필요가 없고 무엇이든 덥석 베어 물 수 있는 임플란트는 획기적인 첨단 치료라고 할 수 있다.

당연히 어르신들에게 치아는 아주 중요하다. 꼭꼭 씹어 먹는 것으로 치매 예방도 되기 때문이다.

귀가 멀어지는 가령성 난청은 70대 이후에 절반 가까이의 사람들에게 나타난다. 이 가령성 난청에 대해서는 아쉽게도 눈이나 치아처럼 첨단 치료를 해서 기구를 뺄 필요 없이 발본적으로 개선하는 기술이 아직 개발되지 않았다. 그러나 방치해 두면 난청은 점점 진행된다. 그러다가 평범한 대화나 전화 등 타인과의 의사소통이 곤란해지면 결과적으로 집에 틀어박히게 되어 활동 범위가 좁아지기 때문에 치매로 이어지기 쉽다는 사실이 알려지고 있다. 따라서 다소 번거롭겠지만 심하게 귀가 잘 안 들리면 보청기 사용을 권장한다. 보청기는 옛날과 비교해서 크기도 작아지고 성능도 상당히 향상되었다. 그러나 보청기를 껴도 만족스럽게 들리지 않는다면 인공 와우를 이식하는 수술도 있다.

아무튼 눈, 귀, 치아의 상태는 일상생활에 직접 관련이 있기 때문에 꼭 전문의에게 상담을 받아보기 바란다. 그러나 첨단 의료에는 건강 보험이 적용되지 않는 경우가 많아서(임플란트는 완전히 적용 안 됨) 대개 값이 비싸기 때문에 처음에 상담할 때는 견적을 받고 판단하자. 하지만 만약 비싸다고 하더라도 어차피 돈을 써야 한다면 삶의 질 향상에 즉시 효과를 기대할 수 있는 이러한 치료에 써야 하지 않을까?

영양제와 잘 지내는 법

어르신들은 알 것이다. 텔레비전에서는 하루 온종일 영양제 광고가 나온다. 아마 어느 정도 판촉 효과가 있으니까 그럴 것이다. 그리고 잡지나 인터넷에도 영양제 광고가 넘친다.

그런데 애초에 영양제란 무엇일까? 의약품인 것도 같지만 사실 영양제는 약이 아니다. 그래서 약사법 규제로 광고에서

'낫는다', '효과가 있다'라는 표현을 쓰면 안 된다. 영양제는 원래 '영양보조식품'을 말하며 넓은 의미로는 건강식품으로 분류된다.

아무튼 일본인들은 영양제를 무척 사랑한다. 정부 조사에 따르면 50대 이상 중 약 50퍼센트의 사람이 두 종류 이상의 영양제를 먹는다고 한다.

그러나 이익률이 지극히 높다는 점이나 약품처럼 방대한 개발 비용이 들지 않는다는 점 때문에 영양제 사업에 뛰어드는 사업자가 아주 많아서 제공되고 있는 상품도 현재는 좋은 것과 나쁜 것이 섞여 있다고 할 수 있다. 그중에는 사기나 다름없이 효과가 전혀 없는 수상한 상품도 섞여 있고, 단순한 물을 '신의 물'이라고 해서 비싼 가격에 파는 신흥 종교 집단도 존재한다. 그나마 무해하다면 다행인데, 개인에 따라서는 알레르기 증상을 일으키기도 하고 의약품과 상호작용을 일으켜 어떠한 해를 끼치기도 하므로 주의가 필요하다.

일반적으로 영양제에는 유효성에 대한 정확한 과학적 증거가 인정되지 않지만, 완전히 효과가 없다는 증거도 없다. 고를 때는 오랫동안 판매 실적이 있는지, 대기업에서 판매되는지를 기준으로 보면 될 듯하다. 오래 판매되고 있다는 것은 지금까지 사고가 없었다는 뜻이다. 그리고 대기업에서는 그

제품에 문제가 생기면 회수하거나 보상하는 등 막대한 손실이 발생하기도 하고 기업 브랜드 이미지를 손상하기 때문에 제조할 때 엄격하게 품질 관리를 한다.

아무튼 원래는 매일 식사를 해서 필요한 영양소를 전부 다 섭취하는 게 가장 좋다. 그러나 현실적으로는 편식이나 식욕 감퇴 등으로 특정 영양소가 결핍되기 쉬운 것도 사실이다. 그래서 맛있는 식사를 즐기면서 부족한 영양소를 영양제로 보충하는 것이 결코 잘못된 것이 아니라 오히려 권장되어야 할 것이다.

앞에서 언급한 클로드 쇼샤르 선생님은 소변 검사로 개개인의 부족한 영양소를 판단하고, 한 사람 한 사람에게 맞춤 영양제를 제공한다. 나도 48세 때부터 먹고 있는데, 그 이후로 나이를 먹지 않는 듯한 기분이다. 그래서 우리 항노화 클리닉에서도 검사할 수 있게 했다.

약이라 쓰고 리스크라 읽는다

고령이 되면 젊은 시절과 비교해서 걸핏하면 몸 상태가 안 좋아지고 병원 외래 진료에 다니는 일도 늘어난다. 그러면 진찰이 끝나고 의사에게 약을 몇 종류나 처방받지 않는가? 그렇다. 의사들은 약을 될수록 많이 처방하고 싶어 한다.

의사가 약을 많이 처방하는 이유 중 하나로 어느 시기부터 의학 교육이 점점 전문화되었다는 점을 들 수 있다. 예를 들어 현재 대학 부속병원에는 내과라는 진료과가 없고 호흡기, 내분비기, 소화기, 순환기 등 장기마다 진료과가 세분화되어 있다. 다시 말해 진료가 한 가지에 집중되어 있다. 그러나 고령 환자들은 보통 여러 질환을 한꺼번에 같이 갖는 경우가 많다. 원래는 환자 한 사람이 갖고 있는 여러 가지 질환을 종합적으로 판단해서 우선순위를 매긴 다음에 약을 처방해야 하는데, 의학 교육에는 종합의를 기르는 교육 시스템이 거의 없다. 그리고 전문의는 다른 영역에는 자세한 지식이 없기 때문에 각 진료과에서 따로따로 약을 처방받는 바람에 약이 중복되기도 한다.

의료가 전문화되면서 생기는 폐해는 개업 의사들에게도 마찬가지이다. 예를 들어 내과 클리닉이라는 이름을 내걸고 병원을 열어도 그곳 의사가 내과계 질환에 모두 정통한 것은 아니다. 개업하기 전에 대학병원이나 큰 병원에서 특정 장기만 봐 온 의사가 대부분이기 때문이다. 그래서 전문이 아닌 질환에 대해서는 의료 매뉴얼에 의지한다. 매뉴얼에는 표준 치료법이나 약제 용법이 기재되어 있지만 한 질환에 대해 권장하는 약은 보통 두세 종류가 있기 때문에 아무래도 처방하는 약이 많아진다.

또한 서양에서는 많이 볼 수 없는 의료의 나쁜 습관으로 약의 예방 투여가 있다. 여러분도 아시겠지만 병원에서 진료를 받으면 치료제를 한 종류만 처방받는 일은 거의 없다. 예방 투여란 질환을 치료하는 약 이외에 아직 앓고 있지 않은 질환을 예방하려고 약제를 투여하는 것을 말한다.

수술 후에 감염증을 예방하기 위해 항생 물질을 투여하고, 감기에는 감기 이외에 폐렴을 예방하기 위해 항생 물질을 투여하고, 두통에는 진통제만 먹으면 위에 나쁘니까 위약을 투여하는 식이다.

그리고 대학병원의 의국은 제약회사와 깊은 관계에 있다. 제약회사는 연구비라는 명목 아래 의국에 거액을 기부하고 의국은 제약회사의 의향에 맞춰 약을 늘리는 방법이나 잘 팔리는 약을 연구하는 것이 실정이다. 그래서 약을 많이 쓰는 연구는 하지만 약을 줄이는 연구는 하지 않는다. 게다가 의약품을 관장하는 후생노동성은 제약회사와 의사회 편이다. 예를 들어 혈압, 혈당치, 대사증후군 등 건강에 관한 표준치(정상치)는 후생노동성의 요청으로 학회 간부 의사가 결정한다. 임상 현장의 의사는 그 표준치의 범위 밖에 있는 환자에게 약제를 거침없이 투여하고, 그렇게 해서 제약회사는 돈을 번다.

뭉뚱그려 말하자면 그러한 구조로 되어 있다. 그러나 대사증후군은 앞에서 설명했듯이 표준치에 명확한 증거는 없다. 다시 말해 후생노동성과 의사가 환자를 생산하고 제약회사가 약을 제공한다는 것이다.

후쿠시마 원전 사고로 명확해진 경제산업성과 전기회사와 원자력학자의 관계, 다시 말해 원자력촌이라 불리는 '산관학'의 관계는 약의 세계에서도 마찬가지이다. '의약촌'이라고 불러야 할 것 같은 협력 관계가 현실에 존재하는 것이다.

이런저런 이유로 고령의 환자들 중에는 10~15종류 정도되는 약을 먹는 사람이 흔하다. 이리하여 어르신들은 약을 다량으로 투여 받게 되는 것이다.

그런데 대부분의 의사 본인들은 약을 별로 복용하고 싶어하지 않는다. 왜냐하면 약에는 정도에 차이는 있을지라도 반드시 어떠한 부작용이 있다는 사실을 알기 때문이다. 이래서야 '알면 약제 투여에도 조금 더 신경을 써라'라는 말을 들어도 할 말이 없다.

골치 아프게도 일반적으로 잘 듣는 약일수록 부작용도 큰 경향이 있다. 약에는 본질적으로 그러한 이면성이 있다.

원래 약이란 예로부터 '독'이었다. 의외라고 생각할지 모르겠지만, 한방약도 그렇다. 맹독 투구꽃 등이 그 전형이다. '독으로 독을 다스리다'라는 말은 약이 본질적으로 가진 이면성에서 생긴 말이다. 그리고 보면 아무것도 변하지 않는 것을 가리켜서 '독도 안 되고 약도 안 된다'라고 하기도 한다. 옛날 사람들은 사물의 본질을 잘 알았던 모양이다.

현대 의료에서 주류가 된 화학계 약품에도 그 효능이 의문시되고 있는 약품이 몇 가지나 있다. 독도 안 되고 약도 안 되면 차라리 다행이나 골다공증을 위한 약제나 항암제 중에는 효능도 없으면서 부작용만 있는 약도 있다. 또한 후생노동성에서도 항암제의 연명 효과는 의심스럽다는 발표도 했다.

오스트레일리아에서 발표한 조사 보고에 따르면 모든 입원 환자 가운데 3% 전후가 어떠한 형태로든 약의 복용 때문에 입원을 하게 되었고, 고령의 환자들은 그 비율이 훨씬 더 높다고 봐도 틀림없을 것이다. 요컨대 약이 많아지면 필연적으로 부작용도 많아진다는 뜻이다.

약의 부작용은 결코 가볍게 넘길 수 없다. 특히 고령의 환자들은 그 영향을 무시할 수 없다. 예를 들어 여러분도 잘 아는 항생 물질을 계속 투여하면 내성균이라 불리는 강력해진 세균이 생겨나기 때문에 더 강한 항생 물질을 투여해야 한다. 그러면 또 그보다 더 강한 세균이 생기는 악순환에 빠진다. 혹은 항생 물질이 전혀 들지 않아 죽음에 이르는 경우도 있다. 게다가 항생 물질에는 잘만 활동하는 체내의 상재균까지도 죽인다는 폐해가 있다.

코로나 소동으로도 알 수 있듯이 애초에 항생 물질은 세균을 죽이는 약이지 바이러스성 감기에는 전혀 효과가 없다. 옛날에는 감기에 걸리면 일반적으로 항생 물질을 투여했지만 현재는 기관지염이나 폐렴이 아닌 이상 투여하지 않는 것이 상식이다. 미국에서는 감염증에 걸리지 않은 환자에게 예방제로써도 항생 물질을 처방하는 일은 없다.

이렇게 단순한 감기에 항생 물질을 처방하는 의사는 믿지 않는 편이 좋다.

그밖에 노인이 되면 혈당치나 혈압을 약으로 내리는 일이 많은데, 그 후에 몸 상태가 이상해지는 일이 종종 있다. 약으로 혈당치를 너무 많이 내리면 포도당이 뇌로 돌지 않아 저혈당 상태에 빠져서 건망증이 심해지거나 실금을 할 때도 있다. 또한 강압제는 고령 환자의 절반 이상이 먹고 있는데, 그 부작용도 커서 오히려 혈액 순환이 나빠지기 때문에 연간 몇 만명이나 되는 환자가 뇌경색에 걸린다.

한편 어르신들은 약에 대해 신앙에 가까운 신뢰를 갖고 있는 듯한 인상을 받는다. 그 사실이 의사가 약을 많이 쓰는 것에 원인을 제공한 것이 아닐까 생각한다. 물론 약으로 치유를 하거나 목숨을 건지는 일도 많은 것은 사실이다. 나는 약 투여를 완전히 부정하는 사람이 아니다. 그러나 지금까지 설명했듯이 환자가 무조건 약에 의존한다는 감성을 가지는 것은 위험하다.

다시 말하지만 약에는 부작용이라는 독성도 있다는 사실을 인식하기 바란다. 환자는 약이라 쓰고 리스크라 읽을 수 있을 정도로 센스를 가져야 한다.

아무튼 약을 먹지 않고 나을 수 있다면 더할 나위 없다. 따라서 일단 담당 의사에게 처방하는 약이 어떤 부작용을 갖고 있는지 설명 받는 습관이 필요하다. 의사 개개인에게 악의가 있는 것은 아니니 환자가 진지하게 물으면 잘 대답해 줄 것이다. 당연하지만 의학도 의사도 그리고 약도 만능이 아니다. 마지막에는 스스로 결정할 수밖에 없다.

그밖에 약을 많이 쓰는 것에 대한 대책으로 '담당 의사'가 아닌 '담당 약국'을 정해 두는 것도 효과적이다. 의사의 처방전만 있으면 기본적으로 어느 조제 약국에서든 약을 얻을 수 있다. 예를 들어 집 근처에 가벼운 마음으로 상담할 수 있는 약제사가 근무하는 약국이 있다면 적어도 약의 중복은 없어질 테고 약에 관한 상담도 응해 줄 것이다.

건강 진단은 받지 않는다

대다수의 사람들에게 '건강검진'은 무척 친숙한 습관 중 하나이다. 건강검진하면 초등학교 때나 중학교 시절을 떠올리고 향수에 빠지는 사람도 있지 않을까? 그리고 어른이 된 후로는 매년 직장에서 건강검진을 받았을 것이다. 중년 때는 건강검진 결과에 일희일비했던 경험도 있을 것이다.

그 정도로 일본 아니 일본사회에서 건강검진에 무척 신뢰하고 필수 행사로써 생활의 일부로 자리잡았다는 인상이 있다. 이는 서양에서는 볼 수 없는 습관이다.

그러나 왠지 모르게 옳다고 여기는 것들도 그게 진짜인지 일단 생각해 보는 것이 더 좋은 인생을 살기 위한 방법이다. 마르크스 선생도 말했듯이 '모든 것을 의심하라'는 것이다. 특히 노년 세대는 더 그렇다. 사실 건강검진만큼 무의미한 것은 없다. 아니 무의미는커녕 유해하다는 생각까지 든다.

몸의 장기를 하나하나 검사하는 건강검진이나 특정 부위를 검사하는 검진, 사실대로 말하자면 병자를 제조하는 시스템이다. 건강검진 결과, 혈압이 높다는 둥 혈당치가 높다는 둥 대사증후군이라는 둥 뢴트겐으로 폐에 음영이 보인다는 둥 의사는 겁을 준다. 결국 '큰일이다, 투약을 해야 돼, 수술을 해야 돼'라는 결론에 이른다. 그러나 약에는 반드시 부작용이 있고, 수술로 장기를 잘라내면 반드시 몸 어딘가에 변화가 일어난다. 먹지 않아도 되는 약을 투여 받고 하지 않아도 될 수술을 한 결과, 삶의 질이 저하하거나 수명이 줄어드는 경우도 많다.

건강검진에서 혈압이나 대사증후군에 관해 정상치를 넘었다며 의사는 약으로 낮추려고 하지만, 정상치를 살짝 넘은 분이 수명이 더 긴 증거가 있다는 사실은 앞에서 설명한 것과 마찬가지이다.

그런데 베스트셀러인 《암과 싸우지 마라》로 알려진 곤도 마코토 의사는 게이오대학병원의 연구의가 된 이래로 40년 이상 직장의 건강검진, 인간독(정밀종합검진), 암검진(이하 모두 통틀어서 '검진'이라고 표기 통일)을 받은 적이 없다고 한다. 곤도 선생은 나와 같이 쓴 《건강검진을 하지 마라》에서 자신이 연구의사였던 시절에 평생 검진을 받지 않겠다고 결심했던 것은 의학적 이유 때문인데, 검진을 받으면 병에 걸려 수명이 짧아진다는 사실을 알게 되었다고 서술했다. 이하 곤도 선생이 지적한 건강검진의 폐해에 대해 정리해 봤다.

곤도 선생에 따르면 가장 알기 쉬운 검진의 폐해는 흉부 엑스선 촬영이나 CT(컴퓨터 단층 촬영) 때문에 생기는 방사선 피폭이다. 방사선을 쐬면 발암률이 상승한다는 것은 말할 필요도 없다.

흉부 엑스선 촬영은 원래 폐결핵 박멸을 목적으로 도입되었는데, 그것이 결핵 박멸에 도움이 되었다는 증거는 없다. 그리고 결핵 때문에 사망하는 사람이 거의 없어진 현재는 폐암의 조기 발견으로 그 목적이 바뀌었다. 다시 말해 지금까지 질환을 발병하지 않았는데도 검진을 받는 아이들이나 노동자는 계속 방사선을 쐬어 왔다는 뜻이다.

미국에서 흡연자를 대상으로 실시한 비교 실험이 있다. 이 실험은 9천 명의 조사 대상을 아무것도 하지 않는 '방치군'과 정기적으로 검진하는 '검진군'으로 나눠서 12년 동안 실시되었다. 그 결과 당연하다고 해야 할지 모르겠지만 실험 중 폐암 발견 수는 '검진군'에서 206명, '방치군'에서 160명으로 검진을 해서 조기 발견을 한 검진군 쪽이 더 많았다. 그러나 여기부터가 문제다. 조기 발견, 조기 치료를 했는데도 폐암에 따른 사망 수는 검진군이 122명인데 비해 방치군은 115명으로 정기 검진을 받은 그룹이 더 많았다. 이 결과에서 봤을 때, 엑스선 때문에 받는 피폭, 투약의 부작용, 수술의 부담 등 검진과 치료에 어떠한 영향을 받았다는 사실을 쉽게 추측할 수 있다.

엑스선 촬영 때문에 생기는 리스크는 세계에서도 공통적

으로 인식하고 있는 부분이다. 실제로 흉부 엑스선 촬영은 1964년에 WHO에서 중지 권고를 받았는데, 후생노동성은 권고를 무시하고 현재에 이르기까지 계속하고 있다. 왜일까? 아마 후생노동성과 검진업계의 공통 이해, 다시 말해 유착이 있지 않을까 하고 곤도 선생은 추측하고 있다. 앞서 설명한 약도 그렇지만 일본의 의료업계에는 후생노동성을 중심으로 일부 지도 의학자, 제약회사, 의료기기 메이커 등으로 구성된, 일반인들은 알지 못하는 '촌(村)'이 존재하는 것이 아닐까 하고 나도 생각한다.

곤도 선생에 따르면 CT는 더 위험한데, 영국의 조사에서는 CT를 딱 한 번만 받아도 뇌종양이나 백혈병이 늘어난다는 사실이 알려졌다. 또한 오스트레일리아에서 미성년을 대상으로 한 조사에서는 한 번 CT를 받을 때마다 발암률이 16%씩 상승한다는 사실이 밝혀졌다. 확실히 고령자들보다 미성년이 방사선의 영향을 더 강하게 받는다는 것은 사실이지만, 미성년만큼은 아니더라도 고령자들 역시 발암 리스크가 높아지는 것은 당연하다.

방사선 촬영은 주로 암의 조기 발견과 조기 치료를 목적으로 실시하는데, 곤도 선생은 서양의 대규모 비교 실험을 증거로 온갖 암 검진의 엑스선 촬영이 무효하고 유해하다는 주장을 굽히지 않았다. 이 지적은 곤도 선생의 전문이 암과 방사선과인 만큼 무척 설득력이 있다.

나도 그렇지만 곤도 선생 역시 증거를 중시한다. 서양에서 실시한 비교 실험이나 조사는 일반적으로 대상 모수가 크고 오랜 기간 동안 실시했다. 의료가 과학인 이상 의사는 항상 이러한 증거를 바탕으로 판단해야 한다.

곤도 선생이나 내가 검진에 불신감을 지우기가 힘든 이유는 흉부 엑스선 촬영이나 CT 때문에 생기는 악영향이 다가 아니다. 검진 자체가 무의미하다는 사실뿐 아니라 유해하다는 증거가 있기 때문이다.

핀란드에서 실시한 유명 비교 실험은 검진과 의료 개입의 폐해가 얼마나 큰지를 여실히 보여준다. 이 비교 실험 대상은 검진에 따른 고혈압, 고콜레스테롤, 고혈당, 비만, 흡연이라는 위험인자를 하나 이상 가진 환자, 다시 말해 성인병으로 진단받은 사람들 1천200명이며 조사 기간은 15년이다. 이 조사 대상을 하나는 검진도 의사 지시도 없는 '방치군', 다른 하나는 정기적으로 검진을 하고 의사가 지시를 내린 '의료개입군'으로 나눴다. 그러자 경과 관찰 중 총 사망한 숫자는 방치군 46명인데 비해 의료개입군은 67명이라는 결과가 나왔다. 이래서야 검진을 받을 생각이 들겠는가. 실제로 서양에서는 검진을 의료정책으로써 채용하고 있지 않다.

지금까지 설명했듯이 검진과 그에 따른 조기 발견, 조기 치료의 유효성에는 아무런 증거가 없고 오히려 유해하기까지 한다는 사실을 이해했을 것이다.

병원과 사귀는 법

우리 사회에는 병원이 존재하고 병원에는 의사가 있다. 그리고 의사는 병이나 부상을 치료하는 것이 일이다. 따라서 몸에 불편함이 느껴지면 주저할 것 없이 병원에서 진찰과 치료를 받아야 한다.

그러나 앞에서 설명했듯이 검진, 투약, 수술 등 의료에는 항상 어떠한 위험이 따라오기 때문에 몸이 불편하다는 사실을 스스로 느끼지 않는 한 정기적으로 병원에서 진찰을 받을 필요는 없다고 생각한다. 그러나 내 경우에는 예외로 심장 검진과 뇌 검진만은 정기적으로 받고 있다. 왜냐하면 앞에서도 설명했지만 심근경색이나 급성심부전 등의 심장 질환, 뇌출혈이나 뇌경색, 지주 막하 출혈 등의 뇌 질환은 발병하고 죽음에 이르는 시간이 무척 짧으며 사망하기 전까지 삶의 질을 극단적으로 저하시키는 심한 후유증이 남는 경우가 많기 때문이다.

아무튼 치료를 받을 때는 담당 의사에게 치료 방침을 똑똑히 설명 들은 후에 합의하는 사전 동의가 중요하다. 즉 마지막에는 환자가 스스로 결정하는 것이다.

사전 동의에는 환자 개인의 인생관이 크게 관여한다. 투약에 따른 부작용, 수술 후 신체적 손상 등으로 삶의 질이 저하될 각오를 하더라도 오래 살고 싶다는 사람이 있는가 하면, 수명이 다소 짧아지더라도 웬만하면 건강하게 살고 싶다는 사람도 있을 것이다. 다시 말하지만 치료 방침을 마지막에 결정하는 것은 환자 본인이다.

여하튼 나이가 들면서 몸이 불편해지기 쉬운 고령 세대에게 병원은 무척 친숙하게 느껴지는 시설이다. 따라서 담당 의사(주치의)를 정해 두라고 권하고 싶다. 보통은 집과 가까운 내과 의원, 다시 말해 동네 의사들을 주치의로 삼는다. 담당 의사에게 약은 되도록 복용하고 싶지 않다, 수명보다 삶의 질을 중요시한다 등 치료 방침을 전달하고, 평소부터 무엇이든 상담할 수 있는 관계를 만들어 놓으면 매우 유익하다. 일반적으로 동네 의사는 대학병원 의사보다 임상 경험이 풍부하고 건강에 관해 정확한 일상 조언을 해준다. (그래도 대학에서 근무하던 시절의 감성이 쉽게 빠지지 않는 사람도 있다.) 또한 그 의원에서는 대응하지 못하더라도 전문의가 있는 병원을 소개해 줄 것이다.

그리고 내 지론이기는 하지만, 좋은 의원은 대기실만 보면 알 수 있다. 대기실이 활기차고 밝은 의원은 의사가 환자를 진지하게 대한다는 증거이다. 반대로 대기실이 어둡고 가라앉은 의원은 피하는 게 좋다.

아무튼 담당 의사와는 오래 볼 사이이므로 자신과 맞지 않으면 다른 사람을 찾는 것이 현명하다. 좋은 의사를 찾으면 그 후에 느끼는 안심감이 다르기 때문이다.

꾸밈없이 그대로

지금까지 60~70대 분들, 이른바 '영올드 세대'를 대상으로 멘탈 및 피지컬의 항노화에 대해 설명했는데 어떠한가. 노년 세대 여러분들에게 다소 살고자 하는 의욕이 샘솟았다면 이 책을 낸 의미와 어울려 무척 기쁘다.

사람은 누구나 온리 원

나는 고령자 전문 정신과 의사인데, 수많은 진료과 중에서 정신과를 선택한 이유는 인간의 존재, 그것도 몸보다 마음에 관심이 있었기 때문이다. 그리고 그 선택은 적어도 나에게는 백

퍼센트 정답이었다.

대학 의학부에서 내과와 정신과 연수를 받은 덕분에 나는 스물여덟 때 고령자 전문 병원에 근무하게 되었다. 내가 그 병원에 채용된 이유는 고령자의 정신 치료에 내과의 지견도 필요하다는 당시 정신과 부장의 방침 때문이었다. 그 후로 30년 이상이라는 시간 동안 고령자 분들의 의료에 종사해서 현재에 이른다.

솔직히 처음 의사가 됐을 때 고령인 분들에게 특별한 마음이 있었던 것은 아니다. 그러나 다음 날도 또 다음 날도 고령 환자들을 접하고 치료하는 사이에 내가 이 일에 종사할 수 있었던 것은 실로 행운이었다는 마음이 들게 되었다.

병원을 찾는 환자들은 우울증, 치매, 알코올 중독 등등 정말 다양한 질병을 갖고 있다. 또한 개개인의 내력도 천차만별이다. 그러나 한 가지, 고령이라는 공통점이 있다. 다시 말해 오랜 기간 동안 살아왔다는 것이다.

정신 의료는 다른 진료과와 비교했을 때, 환자의 이야기를 찬찬히 들어야 한다는 특색이 있다. 그래서 필연적으로 환자가 걸어 온 인생을 엿볼 수밖에 없다. 그리고 내가 임상 현장에서 배운 가장 큰 것은 매우 심플했다. 바로 인간은 모두 고유한 존재이며 각 인생에 우열은 없다는 너무나 당연한 진리였다. 프랑스의 철학자 미셸 푸코는 '개인의 인생은 각각 다르고 아름다워서 마치 하나의 예술작품 같다'라고 했는데, 정말 지당한 말이다. 참고로 푸코는 만년에 자신이 동성애자라는 사실을 커밍아웃했다.

흔히 '평범한 인생'이라는 말들을 하는데, 실제로 평범한 인생이란 없다. 각자 고유의 희로애락을 거쳐 단 하나뿐인 드라마를 갖고 있다. 그렇기 때문에 개개인의 '삶'에는 더 의미가 있는 것이다.

고령 환자들과 접하면서 새삼 마음의 프로라고 자부하는 내가 오히려 깊이 배우거나 깨달음을 얻는다는 느낌이 든다. 마음에 이상이 생긴 배경에 무엇이 있는지, 늙는다는 것은 어떤 의미인지, 이 직업에서 배우는 점은 여러 방면으로 뻗어 내 인간관이나 인생관 형성에 큰 영향을 미치고 있다. 나도 환갑을 맞이하면서 이제 노년에 접어들고 있는데, 누구든 실제로 나이가 들어 직접 겪을 때까지 '늙음'이란 미지의 영역이다. 그렇기 때문에 실제로 나이가 들어서 다양한 발견을 하기도 하고 생각할 점도 많다.

인간은 태어난 직후부터 늙기 시작하여 그 앞에 있는 '죽음'을 향해 걸어간다. 그것은 누구나 마찬가지다. 사회적 지위나 자산은 이 보편적 진리에 개입할 수 없다.

그러나 한 가지 분명한 것, 인간은 마지막 순간까지 인간이기를 그만두지 않는다는 점이다. 그것은 몸져눕거나 치매 발병한 사람들도 마찬가지이다. 개개인의 '삶'은 모두 존엄하며 푸코가 말한 것처럼 아름답다.

렛잇비

이 책의 서두에서도 말했듯이, 전쟁 전과 비교해서 일본인의 수명은 남녀 모두 몰라보게 늘어나고 있다. 인생 50세라고 하던 것이 인생 100세가 되었고, 60대나 70대의 외모나 체력도 옛날보다 10살 이상 젊어진 듯한 느낌이다.

그 결과 '여생'이라는 말이 원래 갖고 있던 개념이 크게 바뀌었다. 이제 60~70대의 일본인들이 죽음을 맞이할 때까지 사는 기간은 결코 '남은 인생'이 아니라 자각적으로 살아야 할 리얼한 인생이 되었다.

이 책의 테마 중 하나는 '항노화'이며, 몸과 마음의 QOL(생활의 질)을 최대한 길게 유지하기 위해 신경 써야 할 유의점을 설명해 왔다. 이 모든 것들은 심신의 건강을 유지하여 살아가는 것에는 의미가 있다고 느끼길 바라는 마음 때문이었다. 그러나 항노화는 '수행'이 아니고, 의무는 더더욱 아니다. 고령 세대에게 '인내'나 '무리'는 금물이다. 과잉 운동, 과잉 절제, 과잉 걱정. 그러한 모든 '과잉'은 틀림없이 스트레스를 낳고 몸과 마음에 부담을 준다. 다시 말하지만 스트레스는 고령 세대의 적이며 노화를 촉진하여 수명을 단축시킨다. 항노화는 어디까지나 정신적, 신체적으로 부담이 들지 않는 선에서 해야 효과가 있다.

아무튼 인연이 있어서 이 세상에 삶을 부여받은 것이니 최대한 자신을 돌보기 바란다. 내 임상 경험으로 봤을 때 60대나 70대가 되면 매일 살면서 어떤 의식을 하는지에 따라 몸과 마음에 큰 차이가 생긴다.

그러나 항노화를 아무리 열심히 하더라도 노화를 늦출 수는 있어도 멈출 수는 없다. 또한 죽음을 피할 수도 없다. 나이가 들면서 모든 세포가 쇠퇴하고, 이내 생명 활동을 마치는 것은 자연의 섭리이다.

80대 후반이 되면 대부분의 사람은 치매가 발병하고 스스로 걷기가 어려워지며 암이나 뇌질환, 심장질환 때문에 사망률이 크게 높아진다. 이처럼 나이가 드는 것도 아픈 것도 죽음을 맞이하는 것도 불가피하기는 하지만, 그것들 모두 인생의 일부이니 겁먹거나 걱정할 일은 없다.

치매에 걸려도 괜찮지 않은가. 노년이 되면 누구든 치매에 걸리기 때문에 특별한 일도 아니다. 아주 드문 케이스를 제외하고 원래 80세 이상이 되면 치매 발병하는 사람과 앞으로 발병할 사람만 존재한다고 해도 좋을 것이다.

치매 환자는 과거에 있었던 즐거운 일이나 기뻤던 일만 기억한다. 해석에 따라서 치매는 신이 인간에게 내린 구원이라고도 할 수 있지 않을까?

확실히 주변 간병인의 부담이 큰 것도 치매의 특징이다. 그 때문에 아직 의식이 확실히 있는 초기 단계에는 민폐를 끼쳐 미안하다는 마음이 강할지도 모른다. 그러나 여러 번 말해 왔지만 타인에게 도움을 주고 타인에게 도움을 받는 것, 그것이 인생의 실상이다. 이 세상은 회전목마다. 돌고 돌아 간병하는 사람도 언젠가는 자신이 간병을 받는 입장이 될 것이다.

아무튼 치매도 인생에서 일어나는 한 가지 사상일 뿐이기 때문에 누구에게나 전혀 특별한 일이 아니다. 약간 난폭한 비유일지도 모르겠지만, 치매에 걸린다는 것에는 외모가 점점 늙는다거나 혹은 상대적으로 빈곤해졌다는 정도의 의미밖에 없다. 다시 말해 인간의 본질과는 무관계하다는 뜻이다. 그래서 치매를 두려워 할 필요도 없고 부끄러워 할 필요도 없으며 또한 미안해 할 필요도 없다.

그리고 인간이 생물인 이상, 죽음도 평등하게 찾아온다. 요컨대 필연이라는 뜻이다. 필연적으로 찾아오는 것을 가지고 이리저리 고민하는 것은 무의미하며 정신 낭비다.

흐르는 대로 가는 것. 그것이 인생이라고 생각하면 마음이 부쩍 가벼워지지 않을까?

그리고 어떤 일종의 강박관념에서 정기적으로 검진을 의무처럼 받고 그 결과에 일희일비하거나 대사증후군을 의식해서 먹고 싶은 음식도 먹지 않고 살을 빼는 것에 혈안을 올리거나 아직 건강한데도 자연의 섭리인 치매나 죽음을 특별히 두려워하는 사람이 있다. 그러한 생활은 유쾌할 리도 없고, 무엇보다 몸과 마음에 악영향을 미친다. '의사는 남을 돌보면서 자신은 돌보지 않는다'는 말이 있는데, 일반적으로 의사는 자신의 마음에 무심하며 약이나 정기검진을 좋아하지 않는다. 아마 수많은 치료를 하는 동안에 수명은 운명이라는 사실과 건강이라는 개념의 본질을 직관적으로 느끼고 있기 때문일 것이다.

그런데 이 책을 읽은 여러분은 물론 비틀즈를 아시리라 생각한다. 그 비틀즈의 작품 중에 〈렛잇비(Let it be)〉라는 명곡이 있다. 제목 '렛잇비'란 '있는 그대로', '흘러가는 대로'라는 뜻이다. 이는 모리타 요법의 콘셉트와 일맥상통한다.

아무리 아쉬워도 어제 일은 돌아오지 않고, 내일 일은 아무도 모른다.

내일은 내일의 태양이 뜬다.

그것이 인생이다.

렛잇비.

자신의 인생을 있는 그대로 꾸밈없이 긍정하고 겁먹지 않으며 아무 걱정도 하지 않는 삶이다. 또 하고 싶은 일을 하고 먹고 싶은 음식을 먹고 만나고 싶은 사람을 만나는 삶이다. 그리고 휘파람이라도 부르며 오늘이라는 날을 살아가는 삶이다. 인생 종반의 삶은 그러해야 한다.

팬데믹의 한가운데에서

이 책의 집필에 끝이 보이기 시작한 3월, 갑자기 중국 우한에서 신종 코로나 바이러스가 발생했다. 처음에는 이렇게 전 세계를 끌어들인 팬데믹(대유행)이 되리라고는 아무도 상상치 못했을 것이다.

이번 신종 코로나 바이러스는 2002년에 똑같이 중국에서 발생한 사스(SARS) 코로나 바이러스와 비교하면 전염력이 강해서 선진국을 포함한 대부분의 세계 전역으로 퍼졌다는 점이 특징이다. 또한 고령자나 수술 등으로 면역력이 떨어진 사람들을 직격하여 발병 후 단기간 내에 죽음에 이르게 만들고 있다. 그리고 현재 코로나 바이러스의 백신은 없다. 따라서 각국의 주요 방역은 고전적인 격리 정책이다.

　그러나 일본을 예로 들면 2020년 5월 20일 현재 사망자 수는 약 700명이다. 앞으로 늘어날 것을 예상하면 예단은 금물이지만 인플루엔자 사망자 수는 연간 3천 명 이상, 교통사고 사망자 수도 연간 3천 명 이상, 연간 자살자 수는 3만 명 이상이라는 데이터와 비교하면 압도적으로 적은 숫자다. 이러한 데이터는 알아둬야 할 것이다. 빈축을 살 것을 두려워하지 않고 말하자면, 이번 신종 코로나 바이러스 때문에 생긴 폐렴 역시 그 정도의 병이라고 말할 수도 있다.

　경제 활동이나 이동을 '자숙'하는 것과 집에 머물며 밖에 나가지 말라는 '스테이홈'이 현재 유행어가 되었는데, 이러한 정부나 지자체의 요청은 일본 사회 고유의 동조 압력과 어우러져 감염 억제에 일정한 효과를 내고 있는 듯하다. 반면 이러한 상황은 고령자에게 우울증이나 치매 발병, 보행 능력 쇠퇴 등 위험을 만들어 내는 최악의 환경이기도 하다. 지극히 낮은 확률의 '죽음'과 천천히 진행하는 많은 '죽음' 가운데 대체 무엇이 더 심각한지 생각해 볼 필요가 있는 것 같다.

　물론 감염 억제는 중요하지만 '자숙에 따른 위험'을 줄이는 것도 마찬가지로 중요하다. 요컨대, 팬데믹에 대항하는 절대적인 '정답'이 없는 이상, 더 종합적인 관점으로 차선책을 강구해야 한다.

다시 말해 비유적으로 말하자면 바이러스와 공존하면서 피해를 최소한으로 줄여야 한다는 것이다. 특히 고령 분들은 방에 틀어박힌 채, 삶의 질이 확실히 떨어지는 것에는 유의했으면 한다.

아무튼 고령 분들은 사람이 극도로 밀집하는 장소를 피하고 마스크를 쓰고 외출에서 돌아오면 손을 씻는 기본을 덤덤하게 지키면서도 매일 한 번은 밖에 나가 햇빛을 쐬도록 하자. 영양을 골고루 섭취하고 면역력을 유지하자. 인터넷이든 전화든 좋으니 가능하면 남들과 대화를 하도록 하자.

이번 팬데믹을 계기로 인간의 행동 양식을 보고 있노라면 의료나 정치, 경제 등의 틀을 넘어 어떠한 문명론적인 명제를 묻고 있는 듯한 기분이 들기도 한다.

이러한 공황 속에서 인간은 쉽게 그 본성을 노출한다. 반지성적인 정동에서 생기는 공포, 차별, 폭력, 억울, 광기 등 평상시에는 숨어 있던 어두운 부분이 한꺼번에 드러나는 것 같다. 그것은 개인, 집단, 국가라는 레벨을 따지지 않고 나타난다. 그리고 그러한 부정적인 정동은 세계적 규모로 증폭된다는 사실도 알 수 있었다.

이번 팬데믹으로 분명해 진 것은 사망자 수라는 눈에 보이는 피해보다 집단 심리의 움직임이 훨씬 더 사회를 파괴하는 힘을 갖고 있다는 사실이다.

인간의 정신이란 이렇게나 복잡하고 기괴하다는 사실을 정신과 의사로서 새삼 느꼈다.

똑같이 역병을 일으키는 병원체인 세균과 다르게 바이러스는 생물의 최소 단위인 세포를 갖지 않고 다른 생물에 기생했을 때만 번식할 수 있다. 다른 생물과 엄격하게 구별될 만큼 뛰어난 지혜를 자랑하는 인간 사회가 이렇게 생물도 아닌 하등한 구조체 때문에 연약하게도 붕괴한다는 현실은 실로 아이러니하다.

아무튼 현재의 자본주의 경제는 바닥이 뚫린 듯한 인상을 받는다. 또한 코로나 전과 코로나 후에는 경제뿐만 아니라 지정학적 패러다임도 크게 변할 것 같은 예감이 든다.

그러나 앞으로 어떤 세계가 펼쳐지든, 생로병사가 인생의 원리라는 사실에는 변함이 없다.

이 책에서 설명한 것들이 코로나 이후에 찾아올 일상생활에서 변할 일은 없다. 어떤 상황이 되더라도 필요 이상으로 두려워 할 필요는 없는 것이다.

이 책의 독자들은 늙는 것, 병드는 것, 죽음을 맞이하는 것의 본질을 이해하고 고령이라는 사실을 똑바로 받아들이며 부디 즐거운 나날을 보낼 수 있기를 바란다.

　무엇을 그리 끙끙 앓고 있나,
　강가의 버들이여
　거기 아래 보이는 물 흐르듯이 살자꾸나.

　'강가에 무성한 버들이여, 왜 그렇게 슬픈 모습을 띠고 있
는가. 네가 늘 보고 있는 강의 흐름처럼 싫은 일이나 힘든 일
은 모두 흘려보내고 살자꾸나' 이러한 의미로 볼 수 있을까.

와다 히데키

60대와 70대 •마음과 몸을 가다듬는 법

2021년 4월 19일 1판 1쇄 발행
2023년 3월 31일 1판 2쇄 발행

지은이 와다 히데키
옮긴이 김소영

발행인 최봉규
발행처 청홍(지상사)
출판등록 1999년 1월 27일 제2017-000074호

주소 서울 용산구 효창원로64길 6(효창동) 일진빌딩 2층
우편번호 04317
전화번호 02)3453-6111 팩시밀리 02)3452-1440
홈페이지 www.cheonghong.com
이메일 jhj-9020@hanmail.net

한국어판 출판권 ⓒ 청홍(지상사), 2021
ISBN 979-11-91136-03-6   03510

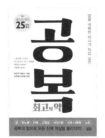

공복 최고의 약

아오키 아츠시 / 이주관 이진원

저자는 생활습관병 환자의 치료를 통해 얻은 경험과 지식을 바탕으로 다음과 같은 고민을 하게 되었다. "어떤 식사를 해야 가장 무리 없이, 스트레스를 받지 않으며 질병을 멀리할 수 있을까?" 그 결과, 도달한 답이 '공복'의 힘을 활용하는 방법이었다.

값 14,800원 국판(148×210) 208쪽
ISBN 978-89-90116-00-0 2019/11 발행

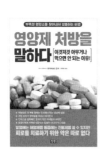

영양제 처방을 말하다

미야자와 겐지 / 김민정

인간은 종속영양생물이며, 영양이 없이는 살아갈 수 없다. 그렇기 때문에 영양소가 과부족인 원인을 밝혀내다 보면 어느 곳의 대사회로가 멈춰 있는지 찾아낼 수 있다. 영양소에 대한 정보를 충분히 활용하여 멈춰 있는 회로를 다각도에서 접근하여 개선하는 것에 있다.

값 14,000원 국판(148×210) 208쪽
ISBN 978-89-90116-05-5 2020/2 발행

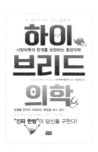

하이브리드의학

오카베 테츠로 / 권승원

이 책은 "서양의학의 한계"를 테마로 서양의학이 가지고 있는 약점과 문제점. 동양의학이 아니면 할 수 없는 점을 중심으로 질병을 완치할 수 있는 방법이라면, 무엇이든 찾아 받아 들여야만 한다고 생각한다. 의학을 동서로 나누어 보는 시대는 끝났다. 말 그대로. 콤비네이션. 하이브리드.

값 14,000원 사륙판(128×118) 194쪽
ISBN 979-11-91136-02-9 2021/1 발행

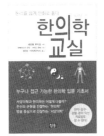

한의학 교실

네모토 유키오 / 장은정 이주관

한의학의 기본 개념에는 기와 음양론 오행설이 있다. 기라는 말은 기운 기력 끈기 등과 같이 인간의 마음 상태나 건강 상태를 나타내는 여러 가지 말에 사용되고 있다. 행동에도 기가 관련되어 있다. 무언가를 하려면 일단 하고 싶은 기분이 들어야한다.

값 16,500원 신국판(153×224) 256쪽
ISBN 978-89-90116-95-6 2019/9 발행

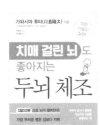

치매 걸린 뇌도 좋아지는 두뇌 체조

가와시마 류타 / 오시연

이 책을 집어 든 여러분도 '어쩔 수 없는 일'이라고 받아들이는 한편으로 해가 갈수록 심해지는 이 현상을 그냥 둬도 될지 불안해 할 것이다. 요즘 가장 두려운 병은 암보다 치매라고 한다. 치매. 또는 인지증(認知症)이라고 불리는 이 병은 뇌세포가 죽거나 활동이 둔화하여 발생한다.

값 12,800원 신국판변형(153×210) 120쪽
ISBN 978-89-90116-84-0 2018/11 발행

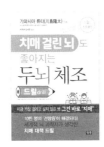

치매 걸린 뇌도 좋아지는 두뇌 체조 드릴drill

가와시마 류타 / 이주관 오시연

너무 어려운 문제에도 활발하게 반응하지 않는다. 단순한 숫자나 기호를 이용하여 적당히 어려운 계산과 암기 문제를 최대한 빨리 푸는 것이 뇌를 가장 활성화한다. 나이를 먹는다는 것은 '나'라는 역사를 쌓아가는 행위이며 본래 인간으로서의 발달과 성장을 촉진하는 것이다.

값 12,800원 신국판변형(153×210) 128쪽
ISBN 978-89-90116-97-0 2019/10 발행

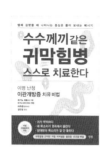

수수께끼 같은 귀막힘병 스스로 치료한다

하기노 히토시 / 이주관 김민정

고막 안쪽이 '중이'라고 불리는 공간이다. 중이에는 코로 통하는 가느다란 관이 있는데, 이것이 바로 이관이다. 이관은 열리거나 닫히면서 중이의 공기압을 조절하는 역할을 하는데, 이 이관이 개방되어 있는 상태가 지속되면 생기는 증상이 이관개방증이다.

값 14,000원 국판(148×210) 184쪽
ISBN 978-89-90116-92-5 2019/6발행

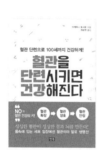

혈관을 단련시키면 건강해진다

이케타니 토시로 / 권승원

이 책은 단순히 '어떤 운동, 어떤 음식이 혈관 건강에 좋다'를 이야기하지 않는다. 동양의학의 고유 개념인 '미병'에서 출발하여 다른 뭔가 이상한 신체의 불편감이 있다면 혈관이 쇠약해지고 있는 사인임을 인지하길 바란다고 적고 있다. 또한 관리법이 총망라되어 있다.

값 13,700원 사륙판(128×188) 228쪽
ISBN 978-89-90116-82-6 2018/6 발행

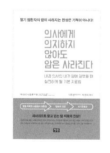

의사에게 의지하지 않아도 암은 사라진다

우쓰미 사토루 / 이주관 박유미

암을 극복한 수많은 환자를 진찰해 본 결과 내가 음식보다 중요시하게 된 것은 자신의 정신이며, 자립성 혹은 자신의 중심축이다. 그리고 왜 암에 걸렸는가 하는 관계성을 이해하는 것이다. 자신의 마음속에 숨어 있는 것이 무엇인지, 그것을 먼저 이해할 필요가 있다.

값 15,300원 국판(148×210) 256쪽
ISBN 978-89-90116-88-8 2019/2 발행

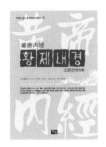

황제내경黃帝內經 소문편素問篇

주춘차이 / 정창현 백유상 김경아

황제내경은 동양의학의 이론서 중 가장 오래된 책이며, 가히 동양의학의 원류라고 불러도 부족함이 없는 고전이다. 〈소문〉은 천인합일설, 음양오행설을 바탕으로 하여 오장육부와 경락을 통한 기혈의 순행으로 생명 활동을 유지해 나간다. 《내경》이라고도 하며, 의학오경의 하나이다.

값 22,000원 사륙배판변형(240×170) 312쪽
ISBN 978-89-90116-18-5 2004/01 발행

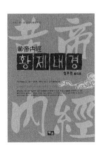

황제내경黃帝內經 영추편靈樞篇

주춘차이 / 정창현 백유상

황제내경은 중국의 전설상의 제왕인 황제와 황제의 신하였던 기백, 뇌공 등 6명의 명의와 대화를 빌어 인간의 생명과 건강의 비밀을 논하고 있다. 〈영추〉는 81편으로 구성되어 있으며, 자법(刺法: 침놓는 법) 및 기(氣), 혈(血), 영(榮), 위(衛) 등을 계통적으로 자세히 설명하고 있다.

값 22,000원 사륙배판변형(240×170) 320쪽
ISBN 978-89-90116-19-8 2004/11 발행

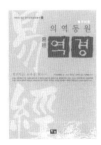

의역동원醫易同源 역경易經

주춘차이 / 김남일 강태의

공자가 죽책(竹冊)의 끈이 수십 번 닳아서 끊어지도록 읽었다는 이 책은 풍부한 지식이 뒷받침되어 있는 역작으로 독자들의 욕구를 충족시켜 주고 있으며, 주역하면 어려운 책이라고 선입견을 가진 독자들이라도 흥미롭게 접근할 수 있도록 기초부터 쉽고 명료하게 서술되어 있다.

값 22,000원 사륙배판변형(240×170) 304쪽
ISBN 978-89-90116-17-1 2003/10 발행

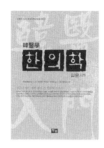

한의학 입문

주춘차이 / 정창현 백유상 장우창

한의학만큼 오랜 역사 속에서 자신의 전통을 유지하면서 지금까지 현실에 실용적으로 쓰이고 있는 학문 분야는 많지 않다. 지난 수천 년의 시간 속에서도 원형의 모습을 고스란히 간직하면서 동시에 치열한 임상 치료의 과정 중에서 새로운 기술을 창발 또는 외부로부터 받아들였다.

값 22,000원 사륙배판변형(240×170) 352쪽
ISBN 978-89-90116-26-0 2007/2 발행

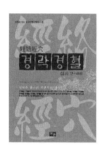

경락경혈經絡經穴 14경＋四經

주춘차이 / 정창현 백유상

경락은 우리 몸을 거미줄처럼 엮어 기혈의 흐름을 조절해 주고 있는데, 우주 변화의 신비가 그 속에 축약되어 있고 실제적이면서 철학적인 체계를 갖고 있음은 최근 여러 보도를 통해 확인된 바 있으며 실제로 일반인이 일상생활 속에서 쉽게 행할 수 있는 질병치료의 수단이 되어 왔다.

값 22,000원 사륙배판변형(240×170) 332쪽
ISBN 978-89-90116-26-0 2005/10 발행

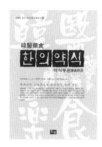

한의약식韓醫藥食

주춘차이 / 정창현 백유상 김혜일

우리 조상들이 수천 년 동안 질병과 싸우면서 부단히 창조하고 발전시켜온 한의약학은 체계적인 이론과 함께 풍부한 경험이 담겨 있는 인류문화의 지혜라고 할 수 있다. 한약은 흔히 본초(本草)라고 하는데 먼 옛날 전설 속의 염제·신농이 백성들이 질병을 앓는 것을 안타깝게 여겨 …

값 22,000원 사륙배판변형(240×170) 332쪽
ISBN 978-89-90116-24-4 2006/06 발행